MAKING ROOM FOR
MADNESS IN MENTAL HEALTH
The Psychoanalytic Understanding of Psychotic Communication
by Marcus Evans

チーム医療の現場を支える精神分析的アプローチ

マーカス・エヴァンス◉著　仙道 由香◉訳

精神病のコミュニケーションを解き明かす

誠信書房

Making Room for Madness in Mental Health:
The Psychoanalytic Understanding of Psychotic Communication
by Marcus Evans

シリーズ編者による巻頭のことば

　1920 年に設立されて以来，タビストック・クリニックは，精神分析学の考えに
強く影響を受けて，精神保健に対する幅広い発達論的アプローチを開発してきた。
家族の問題については，理論モデルならびに臨床アプローチとして，システム論
的家族療法も取り入れた。現在，同クリニックは，精神保健に関する英国最大の
訓練機関であり，ソーシャルワーク，心理学，精神医学，子ども・思春期・成人
に対する心理療法，看護やプライマリー・ケアの分野で，大学院課程や資格取得
課程を擁する。毎年 60 以上の課程において，1,700 名以上の受講生を訓練してい
る。

　同クリニックの理念は，精神保健における治療法の普及を意図するものである。
臨床的な専門知識に基づいて，その業務がおこなわれており，同クリニックのコ
ンサルタント業務や研究活動の礎にもなっている。本シリーズの目的は，タビス
トック・クリニックで大きな影響力を持つ，臨床上の，あるいは理論的な，そし
て研究における業績を一般読者層にお届けすることだ。本シリーズは，子ども，
思春期，成人の，個人および家族の双方における，心理的な障害の理解や治療に
ついて，新しいアプローチを呈示する。

　本書『チーム医療の現場を支える精神分析的アプローチ——精神病のコミュニ
ケーションを解き明かす』で，マーカス・エヴァンスは，臨床実践のもっとも困
難な領域のひとつ，すなわち，さまざまな形の「狂気」を扱う仕事を鮮やかに描
き出した。直接の臨床業務，スーパービジョン，コンサルテーションの何十年も
の経験をもとに，「精神保健」という用語によって精神障害が無菌消毒されてし
まって，いったい「病気」はどうなってしまったのか，と説得力をもって著者は
問う。例えば，精神病性障害，摂食障害，パーソナリティ障害，自傷，ヒステリー
など，幅広い障害の中の「狂気」こと精神病を曖昧にする，（患者とスタッフ，双
方における）防衛の積み重なりを丹念にときほぐしていく。本書は，幅広い臨床
像ばかりか，それを補完する洞察もとりまとめた，比類なきものである。こうし

た洞察は，まず精神保健看護師として，続いて精神分析的心理療法士としての経歴によって培われたものであるし，心理療法，精神分析的コンサルテーション，スーパービジョンという臨床活動から生まれたものである。

マーカス・エヴァンスは，精神保健実践において精神分析的スーパービジョンが重要であること，そしてその役割は，最前線に立つスタッフが患者による無意識コミュニケーション，すなわち「精神病的な波長」に周波数を合わせる支援をすることを強調している。その際，狂気を認め，直面することや，非常に多くの精神保健サービスが抱く，患者に対し道理に従うよう説得を試みて狂気を目の届かぬところに追いやろうという衝動に抗うことも論証する。胸に迫る臨床素材は，彼の議論に命を吹き込み，行動中，あるいは思案中（そして時に苦悶中）の患者とスタッフの両者を描き出す。彼自身の心理療法の仕事を検討する章では，他の章で，大変困難な臨床例を持ち寄るスタッフへのスーパービジョン・グループの役割に示すのと同じくらいの深い洞察や透明性を，自らの実践活動に対して示している。

本書は，「精神保健」医療や精神分析的心理療法における豊かな経歴と，著者が冒頭で謝辞を捧げる卓越した心理療法家たちからの臨床的な学びの両方から結実した，洞察や生き生きとした思考を描いている。マーカス・エヴァンスの考え抜かれた配慮が，彼が述べるスーパービジョン・グループにいきわたっているに違いないのとちょうど同じように，そうした先達の洞察は，本書に染み渡っている。彼が特に感謝の謝意を示す師のひとりがエドナ・オショーネシー先生であり，先生が，この説得力あふれる，刺激的で，究極的に言えば思いやりにあふれた書籍の「はしがき」を書くのに同意してくれたことを，我々編者は嬉しく思っている。

マーゴット・ワデル & ジョセリン・キャティ

◆本シリーズ「タビストック・クリニック・シリーズ」について

1920 年に設立されたタビストック・クリニックは，精神分析的な考え方に基づく世界有数の心理療法センターのひとつであると目され，評価を得ている。子どもとその家族，思春期，成人という，3つの主な部門を有する精神保健研究所で，英国の主要な訓練機関のひとつでもあり，乳幼児観察研究のパイオニアでもある。

タビストック・アンド・ポートマン NHS* ファウンデーション・トラストの一部である。

　明確かつ理解しやすく書かれた「タビストック・クリニック・シリーズ」は，タビストックで大変影響力がある臨床的・理論的な業績を紹介している。

---

* 英国国民保健サービス（National Health Service, 以下 NHS）は，英国の医療保健を支える公的制度である。そのうち，二次医療および専門医療を担う病院群は，「トラスト」および「ファウンデーショントラスト（以下 FT）」などと呼ばれる運営組織形態をとる。トラストはいずれ FT に移行することが期待されており，トラストに比して FT は政府に対しより大きな自治権をもつ。その一方で，市民や利用者に加え，政府の業務監査委員，すなわちコミッショナーに対しても説明責任を有している。
（参考：NHS プロバイダー https://nhsproviders.org）

謝　辞

　私は，1983 年に登録精神科看護師の資格を取得し，南ロンドンのスプリング
フィールド病院でのトレーニングを修了した。このトレーニングで，医学モデル
の職業倫理や基礎知識を身につけたし，このモデルによって，精神疾患の幅広い
カテゴリーに関する考え方を手に入れたけれども，ある種の患者の奇妙な症状や
ふるまいを理解する方法は，本当にはわからぬままだった。スプリングフィール
ド病院で病棟勤務をしていた心理療法士から，精神分析学を紹介された。彼はメ
ラニー・クラインの著作を読むように勧めてくれ，そうした著作が，我々にはみ
な内的世界があって，我々が考えたり関わったりする方法に影響をおよぼしてい
る，という考え方に目を開かせてくれた。以来，私の関心事は，精神保健医療の
現場における精神分析的な考え方の応用なのである。熱心な愛好家から有資格の
実践家へと至る私の成長を支えてくれた，一連のスーパーバイザーたち，同僚た
ち，メンターたちに出会えたのは幸運なことだった。セント・ジャイルズ・デイ・
ホスピタルで病棟管理者をしていたとき，初めて担当した心理療法の事例を，デ
イヴ・ソミクにスーパーバイズしてもらって以来，こんにちに至るまで，彼はメ
ンターであり友人である。1980 年代半ば，ダンカン・マクリーンとニック・テン
プルは，タビストック・クリニックでジョン・スタイナーが運営していた講座「心
理療法セミナー」に応募して参加するのを勧めてくれた。エディス・ハーグリー
ヴスに分析も受け始め，その後何年にもおよんだ分析をとおして，個人的にも専
門家としても成長するのを助けてもらった。私は彼女に多大なる感謝の念を抱い
ている。その後，タビストック・クリニックで成人を対象とした精神分析的心理
療法士として訓練を受けつつ，モーズレイ病院の心理療法ユニットで働いた。幸
運なことに，サンディ・ボーン，マニ・ルイス，スティーヴ・ドレイヤー，スー
ザン・デイヴィソン，マイケル・フェルドマンにスーパービジョンを受け，1996
年に資格を取得した。資格取得後は，レスリー・ソーン，リチャード・ルーカス，
ジョン・スタイナーにスーパービジョンを受けるという光栄に浴した。タビストッ

ク成人うつ病研究（Tavistock Adult Depression Study)*の一環で患者の治療を担当した臨床家のひとりであることを誇りに思う。この研究の臨床的面はデイビッド・テイラーが運営していて、彼は、精神保健制度において、もっとも恵まれず、顧みられずにいた患者群の一部の者のことを考え、治療できる環境を提供した。私は、デイビッド・ベルが指揮をとり、バーギット・クリーバーグが運営する、タビストック・クリニック成人部門のフィッツジョンズ・ユニットのメンバーでもある。同ユニットのサービスは、通常、外来の心理療法部門では引き受けられない患者群に対し、週2回の心理療法をおこなうことだ。患者は、地元の精神科サービスと合同で管理されることが多く、定期的に精神科サービスと連絡をとりあうことは、治療の成功には不可欠である。エドナ・オショーネシーが週1回臨床セミナーを開き、同ユニットの活動を支えている。

　タビストック・アンド・ポートマンNHSファウンデーション・トラストの看護部長として、成人部門のメンバーとして、そして最近には、思春期・成人部門のアソシエイト・クリニカル・ディレクターとして、素晴らしい同僚やスタッフのみなとともに働き、支えられてきた。私は、治療を担当した患者たちや、教えたりスーパーバイズしたりした訓練生たちからも学んだ。本書は、何年にもおよぶチームの努力によるもので、子どもの頃、義務教育修了試験Oレベルの「英語」で合格点を取れるまでに8回の再試験につきあってくれたハンフリー・マシューズ先生の忍耐力や、私にとっては第二の家族といえるブラックヒース・ラグビー・クリケット・チームのメンバーたちに感謝したい。以下の方々にも感謝を。ジョン・スタイナー、マリリン・ローレンス、トム・バーンズ教授、デイビッド・ベル、ロブ・ハーランド、ジェニー・サール、ビリー・ジョセフ、バーギット・クリーバーグ、マキシン・デニス、トム・ペニーバッカー、ニッキー・カーン、カリーヌ・ミンネ、ジョー・スタブリー、フランチェスカ・ヒューム、アントニー・ガレリック、サリー・デイビス、マイケル・マーサー、フィリップ・ストーコー、

*　この研究は、以下の論文として発表されている。
Fonagy, P. et al. (2005). Pragmatic randomized controlled trial of long-term psychoanalytic psychotherapy for treatment-resistant depression: the Tavistock Adult Depression Study (TADS). *World Psychiatry*, 14(3); 312-322.

ポーラ・エヴァンス，ジェラルド・ドレナン，そして特に，論文を読んで，精神医学的な観点から有益な意見をくれたリンク・アラム。ルイーズ・フルエンは，こうした論文をとりまとめ，空想を現実に変えるべく，私を助けることに努力を惜しまなかった。タビストックでの私のパーソナル・アシスタント，ルーシー・エッティンガーは，私のスケジュールに執筆用の時間を確保してくれた。ジョセリン・キャティはたゆまず働いて，草稿に次ぐ草稿に目をとおし，大量かつ詳細な意見をくれた。両親や家族のみなが，何年にもわたり私を励まし支えてくれたこと，そして末筆ながら，妻のスーに，揺るぎない励ましをくれたこと，無限に続く編集作業に数えきれぬほどの長時間を費やしてくれたこと，持ちあがった問題を共に話しあってくれたことに，多大なる感謝を抱いている。スーは，流行りとか評判とかに基づいて考え方を受け入れるのではなく，実際に「考え」，事実を吟味するという，非常に貴重で，時に苛立たせられる資質を持っている。

第2章から第6章は，部分的に，精神分析的心理療法（Psychoanalytic Psychotherapy）誌に既出の論文から構成され，NHSにおける精神分析的心理療法協会が著作権を有し，その代理人であるテイラー・アンド・フランシス社 www.tandfonline.com の許可により再収録された。

＊　＊　＊

第2章初出："Making Room for Madness in Mental Health: The Importance of Analytically Informed Supervision of Nurses and Other Mental Health Professionals" (Vol. 20, No. 1, 2006, pp. 16-29).

第3章初出："Being Driven Mad: Towards Understanding Borderline and Other Disturbed States of Mind Through the Use of the Counter-Transference" (Vol.21, No.3, 2007, pp. 216-232). [www.tandfonline.com/doi/ full/10.1080/02668730701535578]

第4章初出："Pinned Against the Ropes: Understanding Anti-Social Personality-Disordered Patients Through Use of the Counter-Transference" (Vol. 25, No. 2, 2011, pp. 143- 156).

第5章初出："Tuning into the Psychotic Wavelength: Psychoanalytic Supervision for Mental Health Professionals" (Vol. 22, No. 4, 2008, pp. 248-261).

第6章初出："The Role of Psychoanalytic Assessment in the Management and Care of a Psychotic Patient" (Vol. 25, No. 1, 2011, pp. 28-37).

はじめに

　精神保健の現場に精神分析的な考え方を適用する，という私の関心を，最初に
ベスレム・アンド・モーズレイ病院*で臨床専門看護師として，次いでタビストッ
ク・アンド・ポートマン NHS ファウンデーション・トラストで看護部長として働
くことによって追究してこられたことを光栄に思う。こうした職務によって，個
人や集団を対象とした心理療法の仕事と，精神保健現場のスタッフに対するスー
パービジョンとの両方を行き来することができた。最前線に立つスタッフは，こ
の業務につきものの困難や葛藤を，体験に基づいて語ることができる実践家に指
導を受けることが肝要だと思う。だから私の日々の臨床活動の実践は，業務につ
きもののさまざまな難題を，常時，思い起こすためのものなのだ。私の経験では，
精神保健医療は，前線から若干離れておこなわれたり，後知恵で考えたりすると，
より簡単そうに見えるのが常である。実際問題，その場から離れれば離れるほど，
どんどん簡単そうに見えるようになるというのは厄介なことだ。

　私が本書で論じるのは，精神分析的なモデルは，深刻な精神障害に罹患する患
者に対し，有益な治療を提供するばかりか，精神保健スタッフにとっても患者を
さらに理解する役に立つ，ということである。現に精神分析的モデルは，患者や
その障害について考える際，他のモデルを補完することができる。精神分析的な
枠組みとは，転移・逆転移関係を臨床実践の軸に据えるもので，スタッフ・患者
間の関わりや組織の力動を理解する上で重要なモデルになる。精神保健の専門家
は，患者たちの投影やコミュニケーションに受容的であらねばならないが，こう

---

* 1247 年に設立された修道院から発展したベスレム病院（別名ベドラム病院）は，世界
で最も古い精神科病院のひとつとして知られる。同じく精神科病院であるモーズレイ病
院と提携し，英国の精神科医療を牽引するとともに，医学教育に貢献した。1948 年以降，
ベスレム・アンド・モーズレイ NHS トラストとなるが，1999 年の NHS 改組時に組織変
更し，他の病院も含めて，南ロンドン・アンド・モーズレイ NHS ファウンデーション・
トラストになった。
（参考・モーズレイ・チャリティ https://maudsley charity.org）

した強力な投影は，特に長期にわたり患者と一緒にいることが多い看護スタッフにとっては，甚だしいものになることがある。精神分析的モデルは，精神保健の専門家が，患者との体験や，患者とのやりとりを，説明する言語にもなりうる。このモデルは発達論的であって，患者の自己のさまざまな部分が，その患者の心を掌握すべく，時々刻々苦闘する有様の力動的な全体像を示すものだ。この理解の枠組みは，こうした変化や揺れ動きを日々管理するのに役に立つ，と私は考えている。

　私は主に，精神保健現場における精神分析的な考え方の妥当性について論じるが，精神障害を有する患者を対象とした精神分析の仕事を支える上で，精神医学および精神科実践の重要さを強調することも，同じように大切だと思う。障害を有する患者は，理解されることや思考されることだけでなく，コンテインメント，すなわち包含されることや積極的な物理療法** が必要であることが多い。

　精神疾患を各診断に分類することで，疾患について考えるのに有用な臨床構造が得られるというのはまったくその通りだ。障害を有する精神状態の患者は，時には入院環境というコンテインメントが必要であるとも考える。非常に重篤な精神障害を改善させるために，薬物療法や電気けいれん療法のような積極的治療が効果的なこともある。患者の心や思考の構造に積極的に介入しようと試みるような心理的治療法も，優れた精神保健制度においては重要な役割を果たすし，それは作業療法やリハビリテーションも同様で，ブレイクダウンからの患者の回復を援助する上では欠かせない。けれども，精神医学で活用される診断や積極的な介入は，受容的な治療やケアのアプローチと一緒に用いられる必要がある，と私は主張したい。精神保健の専門家は，患者の症状や，言語的ならびに身体的コミュニケーションの意味に関心を抱かなくてはならないのだ。そうしたものは，患者の内的世界や根底にある葛藤について，重要な情報を伝えてくる場合があるのだから。このような受容的なアプローチをとるには，精神保健の専門家は，積極的介入に求められる能動的な心のあり方から，患者の情緒状態や根底にある人格構造をとらえるために不可欠な，理解しようとする心のあり方に切り替えなくては

** 電気や温熱など，さまざまな物理刺激を加えることで効果を得ようとする治療法のこと。

ならない。

　本書は，まず「概論」で，狂気，精神保健，精神保健制度について概説したあと，第1章で，臨床例を用いつつ，以降の章で触れる基礎的な精神分析の概念を説明する。第2章は，さまざまな地域内設定ならびに入院設定において，精神保健の専門家向けの精神分析的スーパービジョンの価値を示し，このテーマをさらに詳しく説明する。

　続く3つの章は，いろいろな患者群における，より具体的な臨床課題に焦点をあてる。第3章は，境界例患者を扱う仕事の困難に関すること，特にこの患者群のコミュニケーションや行動の，具象的で強力な有様に対処する際に，スタッフが抱える問題について。第4章は，反社会性パーソナリティ障害を有する患者が，心的葛藤や苦痛を放出すべく，具象的なやり方で障害を行動化しうることについて。第5章は，精神病性疾患を有する患者を扱う仕事について，そして彼らのしばしば具象的なコミュニケーションが，いかなる象徴的意味をも粉砕してしまうことについて。これら3つの章における議論は，いずれも，こうした患者群のケアに伴う転移・逆転移の問題の実例も含んでいる。

　次に，重篤で永続的な精神障害ないしはパーソナリティ障害を有する患者の個人心理療法で出会う臨床課題に目を向ける。第6，7，8章は，心理療法からの抜粋を用いて，患者の精神病理，ふるまいのパターン，コミュニケーションのとり方の関係に注目しつつ，臨床像の根底にある力動を説明する。心理療法士の逆転移に生じた諸問題についても検討する。第6章は，重篤な精神病状態の男性のアセスメントについて。アセスメントによって，私は，当該患者の人格構造やリスク概要について理解を深めることができた。そしてその理解を，長期的な治療計画を組み立てるために活用した。第7章は，強迫的で，嗜癖的で，命にかかわる自傷行為をしていた患者の治療，ならびにその極度の自傷の眼前で，治療的な態度を維持しようとする私の四苦八苦について。第8章は，断片化したコミュニケーション手段の有様のために，治療上，特有の臨床課題が生じた，重症の拒食症女性の治療について検討するが，この治療で私は，彼女の心理療法担当者として，万能的な防衛のきわめて有害な支配から彼女を救いたい，という立ち位置に引きずり込まれるように感じていた。

　精神分析的スーパービジョンに持ち寄られた臨床の仕事にいまいちど戻り，第9

章は，根底にある抑うつや心的苦痛に対し，性愛化された防衛を用いた患者の例をいくつか取り上げる。こうした患者は，始終，精神保健の専門家と誘惑的な関わりを展開するし，そのような関わりの根底にある無意識的な空想は，救済や性的誘惑に関するものだ。こうした臨床例はいずれも，コミュニケーションの非・精神病的な水準だけでなく，精神病的な水準にも周波数を合わせる大切さを示している。

呈示した臨床素材は，過去20年間に，英国国民保健サービス（NHS）でおこなわれた個人心理療法およびスーパービジョンの両方から引用した。秘密保持のため，各事例はかなり改変したり，特定の臨床上の特徴を例示する複数の事例から合成したりした。スーパービジョン・グループからの素材は，私が任務にあたったさまざまなNHSメンタルヘルス・トラストでおこなわれたものである。グループには，いろいろな専門家が入り混じって一緒に参加していた。例えば，看護師，心理士，精神科医，公営住宅管理職員，ソーシャルワーカー，作業療法士，精神保健従事者，ボランティアなど。

最後に，「結び」では，最前線に立つ専門家にとって，ならびに，重篤で永続的な精神障害ないしはパーソナリティ障害を有する患者の治療にとっての，精神分析的スーパービジョンの価値について述べる。精神分析的な個人心理療法を行うことは，最前線に立つ精神保健の専門家のスーパービジョンを補完するし，逆もまた真なりなのである。

本書を執筆している現在，多くの精神保健サービスに対し，可能な限り早く患者をアセスメントし，治療し，サービスの関与を終わらせろ，という大変なプレッシャーがかかっている。治療関係や，スタッフと患者が共に十分に治療に取り組む力を深刻に妨害しかねないプレッシャーだ。私は，現状の制度による影響やリスクを観察し，意見を述べるけれども，このように資源や支援が不足しているにもかかわらず，いつも，スタッフがみせる回復する力（レジリエンス），献身，自らの仕事に抱く関心に感銘を受け，感動している。

精神疾患を扱う仕事は，やりがいがあるし，学びがある。けれども，心かき乱されるし，恐ろしいし，うんざりするし，苛立しく，不安をかきたてられ，無感覚にさせられることもある。精神保健の専門家たちが，患者の症状やふるまいについて考えを発展させられるように，日々，自分たちの体験を省察したり考えた

りするための，そして臨床家を，最前線に立つスタッフ向けのスーパービジョン
をおこなえる熟練レベルにまで訓練するための余地を，提供しなくてはならない。
精神分析は，我々の「頭をおかしく」させるほどの不安について考え，意味をも
たらすモデルになり，それによって，思慮を欠いた行動をとるリスクを減ずるこ
とができる。それには，精神保健の中に，ある程度の狂気が取り戻されることを
伴うのである。

出版によせて

　本 書 の タ イ ト ル "Making Room for Madness in Mental Health: The Psychoanalytic Understanding of Psychotic Communication"* は，著者マーカス・エヴァンスが関心を抱いている病，すなわち狂気の，治療や精神分析的理解，その病の本質に対する彼のアプローチを，たちどころに明らかにする。

　「狂気の恐怖について（"On the Fear of Insanity"）」という短い論文で，ロジャー・マネー＝カイルは「大概の人々は狂気の人と接するのを恐れる」という重要な事実に注意を促した（Roger Money-Kyrle, 1969, p. 434）。これが，一般の人々も精神保健の領域で働く専門家も，いつも狂気というものから目を逸らそうとすることの根底にある理由である，というのだ。

　マネー＝カイルは，狂気であることの恐怖や苦脳について，そして心神喪失した患者も自分の状態，つまり自分が主に憎悪や破壊の範疇のものに変わってしまったという状態に触れることに大して耐えられない，と述べている。自分自身や他者に触れる代わりに，患者は，危険，苦痛，劣等感や，（格別に痛ましく，耐え難い感情である）屈辱に対する強さや防護を手に入れようとし，傲慢さをもって身を守ろうとする。他者に触れているときは，患者はその人々を支配し，自らの妄想を信じさせ，彼らの正気を攻撃し，解体してしまおうとする。この患者は病気なのだ。つまり，一般的な言葉で言うならこうだ。その人の精神のバランスが乱れている。要は，死の本能に掌握されているのである。患者の狂気に合流するよう誘い込まれかねない狂気の部分が我々みなにあるのだから，このような病気の患者に対して我々が抱く恐怖や不安は複雑なものである，とマネー＝カイルは言う。

　それでは，さまざまに創造的な特徴の現れの中にみられた，患者の生の本能は

---

* 　タイトルの直訳は以下の通り。『精神保健医療において狂気を抱える余地をつくる：精神病的コミュニケーションの精神分析的理解』。

どうなったのだろう？　ビオン（Bion, 1957）が論文「精神病的人格と非・精神病的人格の区別（"Differentiation of the Psychotic from the Non-Psychotic Personalities"）」で述べたように，そうしたものは，恐らく虚空のいずこかに，あるいは他の人々の中に宿っているが，壊れ，ばらばらになり，変わり果て，敵対的なものに成り果てている，と患者は感じるのだ。メラニー・クラインが論文「分裂機制についての覚書（"Notes on Some Schizoid Mechanisms"）」（Klein, 1946）で語ったように，患者は，自らの自我や自己を守るべく接触を断つという分裂機制を生死にかかわるほど必要としながら，しかしなお，そうであっても，それと同時に，ほとんど常にと言ってもいいくらい，患者の中に，知りたい，知られたい，本当に理解されたいといういくばくかの願いや必要性がある，ということを覚えておかなくてはならない。

　以上に述べたことのすべてによって，精神病的ないしは境界例の患者たちとの出会いは，複雑で，不確かで，時にその患者らとその周りにいる者，両方にとって危険なものにさえなる。マーカス・エヴァンスは，精神科の現場で，精神分析的，ならびにその他の心理療法をおこなう同僚たちとともに，患者のために働いてきた長年の実践経験に基づいて本書を著した。優れた「概論」から語り始めて，自らの全般的な立場を示している。彼の主な論点のひとつは，多くの患者は，自らの心的状況に対する精神分析的理解に開かれているし，そのような理解から利益を得ることができるということ。しかし同様に，患者は，そして時に心理療法家も，薬物療法など他のアプローチの助けによって，「狂気を見えないところに置いて」おき，自殺や暴力に至るリスクから解放されることが切実に必要な場合もある，ということである。つまり，マーカス・エヴァンスが考えるところによれば，重篤なパーソナリティ障害を有する患者の治療においては，心理療法と精神医学は，互いに互いが頼りなのだ。

　さらに，多くの病める患者たちが心理療法から利益を得ることができる一方で，患者はみな，自分自身と他者，双方の心の情緒的な側面に関心を持つと同時に，コミュニケーションの精神病的な水準に周波数を合わせることができる精神保健のスタッフを必要としている，と彼は論ずる。マーカス・エヴァンスは，スタッフがどれほどのものを担うことができなくてはならないかを示す。例えば，患者による患者自身の望ましくない側面の投影，挑発的なふるまい，現実的には奇妙

な空想を実演せよという精神的プレッシャー，敵意があって，不和を生じさせるようなスタッフへの攻撃。彼の臨床描写を見れば，スーパービジョンやディスカッションによって，生じていることを理解し，患者との間で，あるいはスタッフ相互が，行動化する誘惑に抗えるようスタッフを支えることが，いかに必要不可欠か浮かびあがってくる。これらはすべて必然的に，程度の差こそあれ，みなが患者と関わっているという，精神保健機関で働く者にとって重要かつ特有の考え方に気づかせるものだ。このようなことには，心理的負担を受け入れようという意欲を要するが，その職務の興味深さや地位を大いに向上させるものなのだから，顕著に得るものがある。

一連の鮮やかな臨床実例は，それぞれ特有のタイプの障害を示すもので，本書の要たる部分だ。マーカス・エヴァンスは，患者を駆りたてる強い狂気の力が，心理療法家に影響をおよぼす有様を説明する。多くの場合，こうした記述中，任務にあたっているのは著者その人だが，他の精神保健従事者たちが関わっている，さまざまに特徴的な状況についても語っている。何かを・し・な・い・こと，注意を払い，耳を傾け，恐らくは（例えば）絶望的で，奇妙な病状を呈する巨大な不安の特質たる無意識コミュニケーションを理解しようとすることによって，我々は患者に手が届くかもしれない，そうなるとその患者は，理解された，という治癒への体験ができるかもしれない，とエヴァンスは示している。

本書は，どのようにであれ，重度の精神疾患を有する患者の治療に関わるすべての者にとって，重要な価値のある一冊だ。患者の難題や苦悩，彼らの奇妙で心かき乱されるスタッフとの関わり方，結果として生じる諸問題，スタッフに対するサポートの必要性がわかる。しかし何より重要な事実は，マーカス・エヴァンスが提示するように，精神分析的な方法が狂気を見ないようにしたままにせず，狂気が存在していられる場所や人道的な理解を提供しようとする，その有様なのである。

エドナ・オショーネシー

目　次

序　　論

　狂気とは，心神喪失を言い表すのに用いられる口語であり，時に侮蔑的な用語である。つまり，総意に基づく現実の見方から切り離れてしまった人の，断片化して，混沌とした心の状態のことだ。そもそも精神保健制度は，狂気や狂気にまつわる不安が，共感的で思慮深いスタッフに安全に管理されうる環境を提供しなくてはならない。それはいろいろな意味で，患者と精神保健の専門家の出会いにおいて生じる自然な過程だ。けれども本書において，私は，優れた精神保健ならびに治療は，患者の病状と人格の関係を理解しようとすることによって，この重要な第一歩以上のことをする必要がある，と論じる。本当に，重度の精神障害を有する患者は，顕在的な問題の背後にある，その意味するものに関心を抱き，理解することに真剣な精神保健の専門家にケアされなくてはならない。回復は，心理的な思考や洞察をする能力を取り戻す患者の力量にかかっている。

　けれども，洞察が育まれることそれ自体が迫害的な過程になりうる。なぜなら患者は，自らの心の断片化や，共有された現実からの隔絶に気づくようになるからだ。心的外傷後抑うつは，深刻で永続的な精神疾患から回復する過程の患者によくみられる症状で，それはこうした患者が，自らの精神障害の全貌に直面することができないと感じることが多いゆえである。彼らは，自分は愛されえず，治療不能な，我慢ならない，他者に対して有害な存在ではないかと心配する場合もあるし，切羽詰まって，自らの問題に対する理想的ないしは魔法のような解決策を探し求める場合もある。そうなると患者は，つらい現実を避けるための心的構造を組みあげることになる。それは，ひいては回復の過程を妨げる可能性がある解決策である。ジョン・スタイ

ナー（Steiner, 1993a）は，このような防衛的組織構造は，一方では断片化，もう一方では抑うつに関連する過酷な不安からの休息をくれるものなのだから，尊重され理解される必要がある，と指摘した。したがって，障害の本質についての洞察は，多くの場合まずは精神保健の専門家によって育まれ，コンテインされなくてはならない。このような，コミュニケーションを顧みるという骨の折れる困難な任務は，根底にある葛藤や障害についての考えを発展させるために，精神保健の専門家による臨床活動の中核でなくてはならない。患者による防衛の用い方を理解することによって，専門家は，不可解なふるまいとして無視されてきたかもしれないものの意味をつかめるようになる。患者のコミュニケーションが，本質的に有意義で，患者について知る機会，患者が自分自身をさらに知ることを可能にする機会としてでなく，病の副次的なもの，したがって「理解不能」（Jaspers, 1913）なものとして切り捨てられるのは危険なことだ。

　共感的理解は，いろいろな意味で自然過程ではあるけれども，根底にある葛藤を理解するには，一歩引いて省察する余地が必要である。専門家には，患者の障害の根底にある本性について考えを発展させるサポートとして，臨床的な議論やスーパービジョンの時間が必要だ。ひいては，業務につきものの必然的な不安をスタッフがコンテインできるよう，こうした活動は臨床構造や組織管理構造に支えられなくてはならない。精神分析的な見地に基づくスーパービジョンやトレーニングは，臨床現場で表現される意識的・無意識的コミュニケーションを考えるモデルになる。転移・逆転移現象を理解することによって，治療関係を業務の中心に据えもする。私は，実践や管理に関し，精神保健医療における精神分析的アプローチがその他の考え方をいかに補完できるか，スーパービジョン・グループや個人心理療法における患者たちの例を用いて説明する。この理解の仕方が，治療的な因子を作りだし維持することにいかに役立つか，それと同時に，臨床上の必要性をぞんざいに理解したせいで生じることが多い，臨床管理上の不十分な判断というリスクをいかに減らすかを示す。精神分析学モデルは，精神病的コミュニケーションや，患者の人格内における思考の水準に関する考え方にもなる。

　伝統的に精神疾患は，神経症的な障害と精神病的な障害に分類されてき

た。フロイトによれば,

　　神経症と精神病を区別する特徴のひとつは,　神経症では,　自我が現実に
　従属しているがため,（本能的な生き方である）イドの一端を抑えこむの
　に対し,　精神病では,　まさにその同じ自我がイドにひれ伏して,　現実の一
　端から引きこもる,　という事実である。[Freud, 1924e, p. 183]

　オショーネシー（O'Shaughnessy, 1992, p. 89）は,　このことを簡潔に言い表
した。「神経症では,　現実との関わりが,　本能の抑圧という代償のもとで維
持されるのに対し,　精神病では,　現実との関わりが失われる」。そしてさら
に曰く,「フロイトは,　我々みなに精神病的な傾向がある,　と確信してもい
た」。
　本書では,　きわめて重篤な神経症症状の奥底に隠れて,　精神病的な思考や
構造が存在すること,　臨床家は神経症の波長と同様に,　精神病的な波長にも
周波数を合わせようとする必要があることを論じる（Lucas, 2009e）。
　自我は,　内在化された人間関係から構成される精神構造であって,　人生の
最早期に現れる。人間関係がどのように内在化されているかにより,　自我の
堅牢さには程度の差があって,　その程度は,　生得的な要因と環境的な要因の
双方によって決まる。「ブレイクダウン」という用語は,　重要な内的構造
（自我）の外傷的な喪失を言い表す際に用いられ,　断片化にまつわる精神病
的な不安に打ちのめされるように感じたり,　それが自我機能の心理的な崩壊
につながったりする状況を示す。その人の外的世界における外傷的な喪失の
影響が,　内的世界にも波及したことで生じる崩壊である。
　精神分析的な観点から言うなら,　そうした喪失の帰結である精神病的な不
安が自我を打ちのめす恐れがあるということだし,　内的世界と外的世界の関
係をつかさどる自我の能力が崩壊しているということだ。なかには,　この混
沌とした状況を再び統御しようとして,　身体的ないしは心理的に,　激烈な行
動をとる者もいる。例えば,　ある患者は,　甚だしい内的状態を排除するため
に暴力的に行動化し,　その結果,　自分の人生の手綱を他人に握らせる。また
他の者は,　一見神経症的な精神構造のようだけれども,　その実,　あまりにも

恐ろしいと体験される，真に他者と関わる可能性のような，現実とのすべて
の接触を排除しようとして，融通がきかない防衛的な組織を形づくる。この
ような神経症的防衛は消耗させる性質があるので，通常通りに機能する能力
が損なわれ，これまた他者が責任を負わざるをえなくなる。さもなければ，
抑うつ的になった者は，自分を責め立て，絶望的で幼児的な依存状態，ない
しは緊張性の引きこもり状態に陥ることがある。心が精神病状態に断片化し
た患者は，その粉々の心をかき集め，一貫性や継続性を作ろうと，妄想体系
を組みあげる。その妄想体系は，断片化した心の破片を，患者が作りあげた
「一貫性がある」信念体系にまとめ，束ねる。けれどもそれは，外的な現実
との当たり前の関わりを持たぬ精神構造に基づいた信念体系なのだ。

患者のブレイクダウン

　ブレイクダウンの性質上，もはや普段の環境でコンテインできまいという
ことになると，患者は精神保健制度に入院となる。彼らには，混沌とした精
神状態や予測不能なふるまいの影響を安全に管理できる，安全な場所が必要
である。「安全な避難所（救護，庇護，亡命）」を意味する「asylum」とい
うギリシア語は，1980 年代まで，大人数の患者を収容するヴィクトリア朝
の精神科病院を意味する用語だった。頑丈な精神科病院の庇護の壁は，断片
化した患者の心にとって，具象的なコンクリートの容器，すなわちコンテイ
ナーになると同時に，患者らが傷つかぬよう守っておくためのものだった。
スタイナーは，「レンガの母」（かつてヘンリー・レイが，モーズレイ病院の
ことをそう呼んだ）の長所と短所について力説した。その頑丈な壁は，安定
性をくれはするけれども，固く，冷たく，柔軟性がないともいえる（Steiner
& Harland, 2011, p. 16）。スタイナーは，精神科病院の壁は，理解すること
基盤にした人間的なアプローチによって，もっと柔らかなものにならねばな
らぬ，と論じた。
　精神科病院は，社会の狂った要素の何もかもが投影されうる場所をも表し
ている。つまり，狂気を捨てておける「ごみ箱」だ。1960 年代に，社会学
者ゴフマンは，著書『アサイラム：施設被収容者の日常世界（"Asylums"）』

で，施設が患者らを，非人道的な制度への慢性的な依存状態に施設化する様子を説明した（Goffman, 1968）。患者は脱施設化されねばならぬ，と彼は論じた。1970年代，精神医学は，新しい薬が精神疾患を治す，長期的な精神科病床はほとんど必要ない，と確信するに至った。1980年代，長期的な精神疾患の治療についての，この新しい楽観主義は，社会精神医学の発展とあいまって，精神科病院の閉鎖につながり，重篤で永続的な精神疾患の患者のケアは，施設から地域内設定に移された。過去30年から40年にわたって生じたこのような変化のなかには，有益なものもあったけれども，私の考えでは，根本的な臨床上の問題は残った。ヒンシェルウッドは，精神病患者による意味ならびに意味あるコミュニケーションへの攻撃，そして代わりに，患者自らが作りだした妄想世界への引きこもりについて主張した。ベルとノヴァコヴィック（Bell & Novakovic, 2013）は，「意味なきことは真空のようだ，自然はそれを嫌悪する。あるいはこう言うべきか，人間の本質がそれを嫌悪する」と評した（p. 197）。

　ヒンシェルウッド（Hinshelwood, 2013）は，精神保健の専門家や患者の家族が，精神病的なコミュニケーションの影響に耐えなくてはならないために体験する困難を説明する。ありきたりの意味ある接触を奪われて，精神保健の専門家は，患者に対してかなり機械的で我関せず焉な考え方や患者との関わり方に引きこもってしまうことがある。慢性的な精神病状態や，それに伴う陰性症状を有する患者は，現実からの迫害的な要求から自らが作りだした妄想世界へと，退行的に引き込まれていくことに抗う助けが必要である。このような退行的な傾向は，現実の要求に患者が直面することを，共感的に，繊細に，しかし忍耐強く援助する必要があると理解している精神保健の専門家が扱わなくてはならない。精神保健の専門家は，時間をかけて，この苦闘のさなかにある患者に関与しなくてはならないのだ。長期的な精神病症状に罹患する人々をケアする家族たちも，こうした長期的な症状を管理する上で，援助やサポートが必要である。これが，入院ユニット，デイ・ホスピタル，回復センターなどの地域内設定で提供される，定期的な作業療法，系統だった各種アクティビティ，地域精神科看護師（community psychiatric nurse, 以下CPN）による訪問が，患者の回復の不可欠な要素たる所以である。

施設から地域内ケアへの移行

　地域精神保健の専門家や臨床チームは，ある程度は精神科病院にとってかわったが，地域内ケアは，決して十分な資源を備えているわけではない。健康・公益センター（Centre for Health and the Public Interest, 以下 CHPI）の記事で，ベルは，精神科病床の閉鎖は，精神科入院病棟に大変なプレッシャーを与える結果になった，と指摘した。英国では現在，多くの精神科病棟で 100% 満床，うち患者の 80% は精神保健法に基づいて収容されている（Bell, 2013）。多くの入院ユニットでは，利用できる作業療法はほとんどなく，一部地域では薬物濫用や暴力が多いため，治療原則ではなく管理原則が優位に立った環境が作りだされることがある。入院精神科病棟の，ある病棟管理者は，担当する病棟で，1 週間のうちに暴力事件が 18 件，うち 1 件は，斧を振り回す患者にスタッフ・チームが人質にされた，とワークディスカッション・グループで語った。

　入院ユニットは，このような急性期疾患の者でたびたび満床になり病床が不足するため，重篤で永続的な精神疾患を有する患者さえも退院させ，できるだけ早くプライマリー・ケアへ戻せというプレッシャーが生じ，その結果，回復を確実なものにする時間が少しもない患者がいる，という状況になる。さらにこうした早期退院は，地域精神科チームにとっては，高度の障害を管理せよというプレッシャーになる。資金拠出が削減された結果として，地域精神科チームの取り扱い件数が増え，多くのサービスがプレッシャーにさらされている。地域精神保健の現場では，かつて伝統的施設の設定に存在したような，融通がきかないながらも支持的なコンテイナーなしに，スタッフが，患者の不安，苦痛，障害にさらされることはしばしばだ。制度内に相反するプレッシャーがあって，それが専門家の臨床判断や客観的に考える能力に影響をおよぼす。一方では，精神保健の専門家には患者を入院させないことが期待され，多くの場合，入院は失敗であるとみなされる。そしてもう一方では，地域スタッフには，地域内での患者のリスク管理は万全であると保証することが期待されるのだ。

心が受けた損傷の程度に関する不安は，空想の中で内的にも，現実におい
て外的にも，患者を絶望で打ちのめし，根底にある罪悪感や無力感を否認す
べく，魔法のような考え方に基づく躁的防衛に頼るようにと駆りたてる。心
の精神病的な要素は，治癒や自己完結という非現実で万能的な考えを助長さ
せるし，その一方で，健全な依存の必要性を認識している自己の部分が攻撃
され，蝕まれる。躁的状態の患者は，損傷に関する根底にある不安を，魔法
のような手段によってどうにかできると信じていることが多い。あたかも障
害を地理的な領域に位置付けておいて，それを置き去りにできるとでもいう
かのように，自分自身と問題の間に精神的ないしは物理的な距離をとろうと
するのもそうした手段のひとつだ。実際には，この手段は，患者が失踪した
り，非現実的な旅を企てたり，転職したり，交際相手や配偶者などパート
ナーを変えたりにつながることがある。こうした機制の問題点は，いずれ最
終的にその防衛が維持できなくなると破綻するということである。

　自らが抱える障害の程度に気づいた患者は，不安，喪失，絶望の感覚だけ
でなく，屈辱を感じやすくもある。実際問題，専門家に頼っていることや避
け難い権威の不均衡が，患者の劣等感を際立たせることがある。同様に，精
神保健の専門家が患者の精神状態やその機能のあり方を評価しなくてはなら
ないという事実も，見下され，裁かれ，恥をかかされるという患者の感覚を
悪化させることがある。専門家はこうした感情に敏感であって，可能な限り
患者がこれを統御するのをサポートする必要がある。専門家が患者の恥や屈
辱に対して鈍感な行動をとれば，権威に対する恨みや，権威は不公平である
という積年の感覚を悪化させる可能性がある。こうした問題点が理解されな
ければ，患者と専門家の間で，不服の種になることがある。そうなると，回
復過程の中核であるところの治療関係が損なわれてしまう。けれども，たと
え専門家がこうした問題点に敏感であったとしても，依然として，両者の関
わりにおける力の不均衡が前述の力動を煽ることがある。このことは，専門
家が専門家としての職務を遂行し，責任を果たすことが求められる場合に，
きわめて明白になる。

　専門家は，前述の力動を避けようとして，患者と自分を区別するいかなる
態度をもとらないようにして，無意識の力に影響されたアプローチをとって

いることに気づく場合がある。このような、両者の差異の喪失、ならびに専門的な権威ある者としての立場をとることへのためらいが、専門家的な実践の減退につながることがある。その例として、具合が悪くなってきていると患者が言おうとも、精神保健の臨床家が患者に、あなたの考えはまったく正常であるとか「何も心配することはない」とか言って保証することなどがある。この手の保証は、自らの困難の程度に触れている患者の部分に問題の責任を委ねてしまうことになる。非常に多くの、深刻かつ厄介な事故に関する調査では、具合が悪いとか、自分ないしは他者を傷つける危険に瀕していると患者が訴えたのに、精神保健サービスが耳を傾け損ねていることが浮き彫りになっている。こうした調査は、患者の身内の者がブレイクダウンの兆候を患者に見出したとしても、無視されることが多い、という事実も明らかにしている。患者の秘密保持権にまつわる諸問題が情報収集を妨げることがある。優れた臨床実践をおこなうためには、深刻で永続的な精神疾患を有する人の十分なアセスメントの中に、患者を知る身内の者の面談を含むべきなのにもかかわらず、だ。深刻な病を無視しようという共謀によって、特定の情報が見過ごされることにつながる場合もあるような、強力な無意識の力動を理解するために、精神力動的な理解が役に立つこともある。治療チーム内で作用する強烈な情緒群を探索することは、多くの場合には、責を課す先を求める反応ではなくて、失敗を理解するための有益かつ現実的な方法なのだ。

診断の役割

精神保健の専門家には、診断の重要性について賛否両論がある。精神保健制度の一部は、治療やアプローチの指針たる組織原則として診断基準を用いるし、別の一部は、医学モデルの父権主義とみなされるものから遠ざかりつつある。例えば、複数のメンタルヘルス・トラストの看護師らが言うには、最近資格を取得した看護師は、診断や医学モデルについて、ほとんど訓練を受けていないそうだ。臨床実践におけるこのような変化の根拠は、診断はスティグマを負わせることになりうるという信念と関連しているようだ。

診断については患者もまた賛否両論で、レッテル貼りをして患者の意見を

軽視するのに用いるのだろうと信じるゆえに，診断という考えを嫌がる者がいる一方で，自らの状態を説明してくれるだろう診断を求める者もいる。専門家が患者から距離をとるために，診断について考えることが利用されて，非常に機械的なアプローチをとることに寄与しうる，というのは確かに真実だ。医学モデルの融通のきかない堅い解釈が，病の向こうにいる患者その人について考えることを思いとどまらせようとする，というのもまた真実である。けれども医学モデルは，専門家が，兆候や症状をそれぞれ治療要件や予後を備え持つ診断カテゴリーに類別して整理する上で，実に役に立つのだ。専門家は，知らず知らずに，患者の臨床症状に関するつらい現実を回避しようとして，こうした考え方と共謀したくなるのかもしれない。精神保健の専門家は患者の屈辱や絶望の気持ちに敏感でなくてはならないが，こうした共謀ゆえに，患者ただひとりが，患者自身の障害の程度に関する不安とともに取り残されることがある。そのような専門家は，精神疾患に直面することに伴う不安や絶望に耐えられない，という印象も与える。実際問題，「精神疾患」という用語を「精神保健」に変更したとき，いったいぜんたい「疾患」はどこへいってしまったというのだろう，と首をひねることがある。表現方法を変えるというのは，スティグマを減らそうとする有益な試みの表れではあるものの，深刻な心理的障害に罹患しているという考えを取り除きたい，という患者の願いと合致することがある。

　ミンネ（Minne, 2003）は，司法の現場で，スタッフと患者の双方が，始終，患者の暴力的ないしは危険性が高いふるまいを心の中から追いやってしまう様子について概説した。そうなると，後で，「心から追いやられて」いた，危険性があるという認識が，突如，暴力的な行動化の形で戻ってくる場合があって，危険な状況につながることがある。確かに，精神保健に関する政府の政策文書を読むと，精神疾患や精神病にほとんど言及されていない。我々がいったい何を扱っているのかを忘れる危機に瀕しているのだから，これは，専門家，患者，社会を危険にさらす，無知や否認の状態である。精神疾患は，まさしくその性質上，予測不能であるということは，つらい事実である。将来の危険性について，ただひとつ頼れる指標とは，過去の危険なふるまい，現在の精神状態など，患者の病歴を知っておくことだ。すなわち，別

の言葉で言うなら，できるかぎり深く患者を知ることなのだ。

あらゆる患者の回復における重要な部分は，理想的な自己の喪失を悼み，つらい現実に直面する能力に基づいている。このことには，否認され，分裂して切り離され，投影されていた自己の側面を取り戻すことを伴う。こうした回復は，発達および精神統合の時期と，解体および退行の時期の間を行きつ戻りつし，必然的に周期性がある。不安定で，罪悪感や絶望感につながる場合があり，そうかと思えば続いて，受けた損傷に関する抑うつ的な気持ちへの防衛として機能する断片化ないしは妄想への退避が生じるような過程なのだ。患者は，自らは疾患や虐待された過去の犠牲者であり，ゆえに責任を背負うことができず，背負うべきでもないと感じて，不当な扱いへの恨みという防衛的な状態に退避する場合もある。スタイナー（Steiner, 1993a）は，一方では発達や洞察の必要性から，もう一方では断片化の恐怖から自らを守ろうとして，患者が心的退避を発展させる様子について概説した。患者には，統合せよという要求から守られている期間が必要なのだ。彼らの防衛は尊重されなければならないし，さらなる進歩がなされるべく，資源をかき集める時間が必要なのだ。それによる問題点は，時間がかかるということである。時間とは，財政的なプレッシャーにより，ならびに患者・スタッフの理想主義的な要求により，ますます圧縮される必需品である。

組織的な防衛

ジャック（Jaques,1955）とメンジーズ（Menzies,1960）は，精神分析学の考え方を組織や社会制度に関する研究に応用した先駆者だ。メンジーズの画期的な論文「不安に対する防衛としての社会制度の機能（"The Functioning of Social Systems as a Defence against Anxiety"）」は，大きな教育病院における看護職階制のコンサルテーションに基づくものだった。メンジーズは，社会制度と，業務につきものの不安の関係に注目した。看護師の業務とは，病んでいる，ないしは死にゆく患者のすぐ側にいるということであって，看護師は，常日頃，病や死に関する自らの不安に直面している。メンジーズは，看護師と患者の関わりを断片化して引き離す社会制度について説明した。不

安はその源から切り離され，組織内のしきたりや融通のきかない習わしと結びつけられる。その施設は，不安について考えたり感じたりするのではなく，不安を回避するための，過剰に防衛的な組織構造を生み出したのだ。精神保健サービスにおいて，大いに否認されている主な不安は，精神疾患の予測不能性に関わるものである。

　スーパービジョン・グループで，あるCPNが，情報収集目的のさまざまな受付書式が面談を占拠して，アセスメント過程が，いかにお定まりで断片的なものになったかを語った。その書類とは，基本的な人口統計情報，リスク評価票，禁煙票，患者の問題を分類するための書式，予測される要求水準に関する調査研究などなど。こうした書式を埋め終える頃には，患者と話す時間は残されていない。我々は，施設を解体したけれども，患者，障害，疾患を安全な距離に留めおくための新しい防衛一式を組み上げているようだ。精神科病院の壁やじゃらじゃらした鍵束が，うず高く積み上げられた用紙に置き換わった。間違いや見落としが生じたときに非難されるのを避けようとして，防衛的な形の臨床実践をおこなうように駆り立てられる，と訴える実践家は多い。リスク評価に関する論文で，ルーカス（Lucas, 2003）は，スタッフが抱く，非難されることへの不安や経営管理陣に報復される恐怖が，全従業員の燃え尽きの要因になりうる様子を概説した。その結果，実践家は情緒的に応答不能となり，患者や自分自身に対して我関せずの状態になってしまい，理解や意味を発展させるのを避ける，思慮を欠いた行動パターンに陥ることがある。この種の防衛的な思考やふるまいは，非難されることや，精神障害があって不安をかきたてられる患者とのつらい接触にまつわる，専門家の当座の不安を減ずることができる。けれども長期的には，臨床家が習慣化されたお定まりの実践をおこなうと，患者が疎外感を抱かされることになるし，実践家は志気がくじけたり，孤立したように感じたりする。

　近年英国では，急性期医療に対するものよりも，精神保健サービスに対する資金拠出が削減され続けている。このような緊縮政策のため，スタッフの配置人数を減らし，職階を引き下げ，病床を閉鎖し，治療期間を短縮せよとコミッショナー*が強く求めてくる。資源の不足は，精神保健制度において躁的防衛の使用を促進することがある。なおいっそう，治療期間の長短が，

臨床エビデンスではなく有限の資源如何で決定される。いろいろな心の状態の間を揺れ動く，深刻で永続的な精神保健症状を有する患者は，長い時間をかけてさまざまな方法でサポートされうるサービスが必要なのだ。ただし，どんな介入であろうとも，それぞれの患者の状態は，その全体的な発達や病歴という文脈において検討され，理解されるべきだ，と私は主張したい。精神保健の専門家は，一定期間にわたって疾患が見えつ隠れつする場合があるという事実も含めて，患者を長い目で見ようと努めなくてはならない。管理者やコミッショナーは，精神疾患は有害で，深刻で，時に危険で予測不能であり，したがって通常は，短期的に1回限りのことでどうにかできやしない，と理解しなくてはならない。それなのに，コスト削減を目論んで，教育，スーパービジョン，事例検討の時間を減らしてしまうと，個人やチームの省察能力を支える必要不可欠な時間や構造が損なわれ，ひいては，体験を消化する臨床家の能力をサポートする構造が取り去られてしまう。代わって，患者やその苦悩と，精神保健の専門家の間の隔たりを広げる仕組みが作りだされる危険性がある。

【事例】ある精神保健ボランティアが，かつてホームレスだったことがある男性患者Aさんの事例を報告した。ボランティアは，その人を，人格やアイデンティティなきさまよえる魂，と形容した。

「私は彼を毎週訪問しています。Aさんはまったく孤立していて，めったに喋らず，ひがな一日，壁を凝視して過ごしています。何か聴こえているか見えているかするのだと思います，ときどき，何かもごもごつぶやいたり，ひとりで笑ったりして，自分の心の中で起こっている何かに反応しているので。Aさんは入浴しないし，自宅は不潔です。彼は病気だと私は思うので，さまざまなサービスに彼を評価してもらおうとしました。でも，みな，彼はどこも悪くないと言うのです。みなが精神病症状を尋ねると，彼は否定するし，目の前でいろいろ夢を見ているのだと言うのです。あるとき，どうしよ

---

* コミッショナーについてはp. v脚注を参照。

うもないと思って，ある精神保健の専門家をＡさんの自宅に連れていきました，自宅の状態を見えてもらえるだろうと思って。でも，Ａさんはドアを開けようとしなかったのです。その専門家は，自分を家に入れてくれなくてもいいですよ，入れるも入れないもＡさん自身の選択ですからね，と言うものだから，訪問は頓挫したのです」。

　この例では，Ａさんが自らの精神病性疾患の本性を秘匿し，否認した様子がわかる。幻覚を「目の前の夢」と呼んで正常化してしまった。統合失調症の陰性症状の作用によって，外的世界との接触から自ら作りだした妄想的世界へと，彼が引きこもることにつながった。自らの疾患を患者が否認し合理化することは，精神保健の専門家に対する，取り扱い件数を制限しろというプレッシャーとあいまって，精神保健サービスと患者の共謀につながることがある。深刻で永続的な精神疾患を有する患者は，その精神障害の痛みに耳を傾け，理解し，耐えることができるサービスや専門家が必要なのだ。けれども，精神保健の専門家にとっての難題は，患者のどの部分が，何の目的で語っているのか理解することである。心的現実や，助けを求める必要性に触れている患者の健康な部分か，それとも，自らの主張を正当化すべく否認や合理化を用い，躁的自己完結の真の目的を隠しておこうとする精神病的な部分か。もしくは，真実の全体像の確立を妨害しようと願う倒錯的な部分か，あるいは，幼児的な依存的態度を維持しようと願う幼児的な部分か？力動的な苦闘のさなかに，気づきや洞察をコンテインする心の健康な側面は，心の精神病的な要素と戦っていることがある。

　疾病と健康の区別は，その患者の障害が，慣例的に「正常の範囲内」と説明されているものから「異常」とみなされるものに移行したかどうかを判断するのに便利である。治療が必要か，患者に対する責任をどの程度背負う必要があるか，その症状の重症度は患者のケア目的の強制入院を正当化するかどうか，精神科医が決断する一助にもなる。疾病と健康の境界線は，適切な行動を決断する上で必要な明瞭さを提供する。けれども，この手の医学分類は，患者の心の内で作動し，患者の心に影響をおよぼしている，人格のさまざまな部分間の力動的な相互作用を考えるモデルにはならない。上述の例

で，精神保健の専門家は，疾患に対するＡさんの否認や合理化に耳を貸し，彼が自ら意思決定ができるほど十分に健康だと判断した。その結果，患者は治療されぬままに，ボランティアは，自らの障害の程度の実態を把握していない人に対する責任を背負わされたままになった。こうして，専門家も患者も同様に，患者やその精神状態にまつわる痛みを伴う思考を避けたのである。

精神保健における躁的防衛

　新しい治療アプローチは，大抵，優れたアイディアの萌芽から生まれてくる。けれども治療の限界に関する不安は，資源の有限性についての不安とあいまって，いつも精神保健の専門職の心の中で，万能的な防衛に火をつけようとする，と私は主張しよう。その結果，すでに逼迫している財源の配分を求める新しいアプローチを実行に移すためには，治療の成果や見込みに関連して，かなり大げさな主張が付随することが多い。古い手法を巧妙に貶めることを伴う，新しいものの「過大評価」である。精神保健の専門家は，最新の見解が精神保健治療やケアの提供に大変革をもたらすと信じるよう促される。必然的に，無差別かつかなり無検討に新しい考え方が採用されることがあって，「大事なものを無用なものといっしょくたにして捨て去る」きらいがある。

　例えば，現在の「回復モデル」は，疾患モデルに重点を置いた制度に患者を受動的に依存させるのではなく，精神保健サービスや専門家が患者の力を支援し，強化しなくてはならない，という考えに基づいている。強調されているのは，変化の過程における希望と信念の必要性である。私の経験によれば，このアプローチについて語るべきことは非常に多い。ひたすら患者の精神病理だけに関心を向けると，臨床状況を悪くすることがあるからだ。患者は，患者の心や人格の健康な側面を見定めて，それを支えてくれる専門家を必要としていることが多い。現に，非常に重篤な患者さえ，ありきたりの，しかし有意義なアクティビティに参加できると具合がよくなることがあるし，それは回復過程の重要な要素なのだ。

危険なのは，回復モデルを防衛的に用いて，つらい臨床的現実を，つまり患者の心や人格の健康な側面が，自己の他の破壊的な部分と力動的に関わっているという事実を，否認することがある，ということだ。重篤で永続的な精神疾患をもつ患者の多くは，自らの疾患に迫害されていると感じて，自らの障害を思い起こさせるサービスや治療を忘れ去りたいと願う。患者は，まるでもう治癒したかのように，精神保健サービスの関与を終了させるようスタッフを説き伏せるが，さらなるブレイクダウンに至るだけであって，たちまち再入院が必要になる。依存とは，あらゆる人間関係における本質的な要素ではなくむしろ不健康なものだ，と信じている精神保健の専門家やサービスによって，この問題が悪化させられることがある。もちろん，患者は悪性ないし不健康な依存を発展させることもあるが，しかし，他者に頼る能力は，精神的な健康には欠かせない要素なのである。現に，患者が精神保健の専門家に対し健全な依存ができると，それが回復の始まりを告げることがある。

精神科の現場における具象的思考の危険性

　過去 20 年間，専門家の声から患者の声に重点を移そう，という意識的な試みがあった。この推移には称賛すべきことが多いし，精神保健サービスが，治療しケアしている患者の関心事に周波数を合わせなくてはならないのは言うまでもないことだ。けれども，患者の苦情や要望が，批評的な思考も吟味もほとんど，あるいはまったくなく，具象的に処理されるなら，精神障害があって不安をかきたてる精神状態にある患者の治療に必要な，臨床的コンテイナーを蝕むことがある。

　【事例】欲求不満と苦悩がないまぜになって，ある急性期入院病棟の病棟管理者が，スーパービジョン・グループで，担当の病棟で前月に生じた状況について語った。

　　ある男性患者が，自分のプライマリー・ナース（若い女性の派遣契約看護師であった）が，病院の敷地内で他の男性患者と性行為に及んでいるのを

見たと訴えた。この苦情は管理者に報告され，続いて管理者は経営事務局に報告した。派遣看護師は，その件に関し何の話しあいも事実関係の予備調査もなく，自動的に，それ以降，同 NHS トラスト内で出勤停止になった。看護師本人は，なぜ出勤停止にされたのか知らされず，スタッフ・チームの他のメンバーは，苦情が解決されるまで彼女に連絡をとることを禁じられた。病棟管理者は狼狽した。もとより病棟のスタッフ配置には苦労していたし，その女性は，常勤職に応募することを検討している将来有望な若き看護師であると思っていたからだ。スタッフ・チームのメンバーたちと，関係があったとされた患者が面談に呼ばれ，結局，その申し立ては虚偽であることが確認された。けれども，出勤停止にされた看護師は，この出来事が大変大きな心的外傷になって，看護職を辞す決断をした。

　件の患者は重複診断** を受けていて，ずいぶん前から，魅力的な女性看護師たちに対し，性的に不適切に言い寄った前歴のある男性だった。彼の母親は売春婦で，幼い頃に彼を施設に入れた。その病棟に一時的にしか関わらない派遣契約看護師に落胆して，患者は彼女が他患と接することに嫉妬した。それで患者は，自分のその看護師との接触を，性的な意味合いのものに変えることで，依存や分離の不安から身を守った。患者が，自分は看護師の心を掌握しており，彼女の主要な関心事になっていると感じている限りにおいては，この状況は比較的安定していた。けれども，看護師が他の患者らをケアしているのを目の当たりにすると，彼女に対する支配力を失ったように感じ，分離と依存にまつわる不安の気持ちにさらされた。こうした不安は，母親に見捨てられたという生育史からくる根深い不安感と，買春した他の男たちと母親の関わりに対する嫉妬の結果である。この精神状態において，患者は，内的世界の諸相を外的世界に乱暴に投影し，その過程で，内的現実と外的現実を区別する能力を失った。こうした投影の激しさは，彼が象徴化の能力を失ったということを意味していた。外的対象（派遣契約看護師）は，内的対象（売春婦たる母親）の象徴的表象ではなく，同等であると感じられ

**　重篤な精神疾患と，アルコールないしは物質濫用による障害が併存している状態を指す診断。

たのだ。

　この例は，難しい患者との治療関係が，無益にも，政治的ならびに経営管理上の体制に盛大に流れ出して，患者のケアやスタッフの士気を蝕みうる様子を示すものである。制度上の手続きでは，訴えを請け，看護師は直ちに出勤停止にされなければならないことになっていて，これが看護チームの士気を深刻に損なった。苦情に対する，このような過敏で反射的な対処は，上層部の管理職は，自分たちスタッフが，正当な苦情と，精神病ないしは過去における心的外傷の再演との違いを理解していると信用しているだろう，というスタッフの信頼をも損ねた。あまりにも具象的に反応することで，施設は図らずも，管理職という父的側面が，患者に対する看護ケアという母的側面を守り支え損ねて，患者自身の生育史を再演したのである。組織による象徴化の失敗のために，患者は，有害な告発をしたという罪悪感と折り合いをつけねばならぬという危機に，そしてスタッフは，専門家としての士気が損なわれる危機にさらされることにもなった。

薬物療法の役割

　薬物療法は，いつも通りに考える患者の力を打ちのめす迫害的不安を軽減する上で，きわめて重要な役割を果たすことがある。疾患の急性期における混乱した精神状態の影響が，こうして軽減されると，患者は，現実との関わりの中で自分自身について考える能力を取り戻す場合がある。そのことが，自分が正気を失ってしまったという認識に迫害されている可能性がある患者にとっては，大きな安堵になることがある。

　現実について考える患者の力の再確立は，回復の第一段階である。それが第二段階，すなわちブレイクダウンを受け入れることへの布石になる。この段階では，患者が，自分は正気を失ったという事実を受け入れねばならず，つらい心理的な喪の仕事を伴っている。回復の第一段階は，数日，数週間，あるいは数カ月におよぶことがある。大多数の人々は，比較的速やかに考える力を回復するのに対し，第二段階にはかなり長い期間を要する場合があって，なかには，自分が正気を失って，健康で幸福だという感覚をなくしたこ

とを決して受け入れられない患者もいる。当然ながら患者は，喪の過程の結果としてのさらなるブレイクダウンを恐れている場合もあるので，薬物療法は，この第二段階に伴う苦痛を和らげることができる。両段階における患者の回復は，優れた看護ケア，作業療法，心理療法，重要な他者との関わりに支えられている場合がある。けれどもなかには，自分は回復の第二段階に伴う苦痛や不安に耐えられないほど傷を負っていたりもろかったりする，と考えている患者がいる。そのような者は，代わりに，喪の過程を迂回できそうな魔法のような解決策を探し求める。多くの患者は，精神科医に，魔法の錠剤をくれと迫る。つまり，それ単体で患者を治癒させる薬を。理想通りの治癒に至らぬとなると，患者はたびたび薬物の種類や容量のせいだと訴え，変更してくれと言い，心理的な観点から自らのブレイクダウンを受け入れなければならないことを，依然として避けようとする。

治癒を求める患者の要求に応えたいという願いが，時間や治療資源の不足とあいまって，精神保健の専門家が薬物療法の役割をそれ単体でとらえる傾向の一因になる場合もある。他に何の治療行為もなしに，あたかも薬物療法だけで症状を治すことができるかのように。このように，薬物療法の理想化が，臨床家と患者双方をつらい心的現実から守るために利用されることがある。薬物療法の役割に対するこうした過度の信頼は，臨床会議で，看護ケア，作業療法，回復プログラムへの患者の参加の重要さに触れることなく，薬物療法の作用についてだけ議論することに費やされる時間の長さに表れていることが多い。

薬物療法は，急性期の精神障害を有する患者の治療において中心であることは疑いがないし，慢性的な精神症状の管理においても，果たすべき重要な役割がある。けれども薬物療法は，精神疾患の根底にある原因を取り扱わないし，患者には，治療の一環として，他の形の治療行為やサポートが必要なのだ。例えば，薬物療法の結果としての，精神病症状の「陽性症状」の寛解が，治癒と間違われることがある。精神保健の専門家は，精神病症状の「陰性症状」や，患者の外的世界からの引きこもりが，少なくとも陽性症状の有無と同じくらい重要だ，ということを忘れてしまうことがある。患者が外的現実や人生と再び関われるようになるには，大概において，精神保健の専門

家による積極的なリハビリテーションやサポートが必要なのだ。薬物療法は侵入症状を軽減し，したがって患者の治療への関与を高める可能性があるけれども，看護師や作業療法士の代わりにはなれない。

ルーカス（Lucas, 2009a）は，精神病患者は，引きこもった，懐疑主義的な状態から彼らを引っ張り出し，外的現実との接触へと引っ張りこむ助けとして，患者の周りに外骨格を必要としている，と述べた。深刻で永続的な病を有する慢性患者を扱う仕事をするスタッフは，意欲が高く，なおかつ数週間，数カ月間，時には数年間におよぶリハビリテーション過程をとおして患者と関わる用意ができていなくてはならない。この骨の折れる治療の仕事は，患者が病から回復するのを助ける上で，薬物療法と同じくらい重要である，と私は主張しよう。

治療関係

ケアの継続性は，臨床家と患者が互いを知る時間を持てるようにするのだから，優れた精神保健，優れた治療の前提条件である。臨床家は，事実や印象，患者と共にいる体験を集め，患者理解を深める時間を手に入れる。患者も，自分自身のさまざまな要素を時間をかけてあらわにする機会を得る。専門家と患者の「治療関係」は，心の中から追い出されていたものを取り戻す機会になることがある。患者が自らの状態に関する認識を取り戻すことを期待される以前に，この過程は，まず，専門家の心の中で先行する必要があろう。それには，患者の情緒的および身体的な状態を観察したり，触れたりすることで，患者の精神状態や投影を理解する過程を伴う（Fabricius, 1991）。疾患や損害にまつわる苦痛や不安についての専門家自身の内的体験を用いて，専門家は患者と同一化する。そうしたものが，思いやりある思慮深い態度をとおして，患者の不安や苦痛に関する理解をもたらす。ことがうまく運んでいるとき，こうした同一化は，患者が臨床家自身の傷ついた対象の象徴的表象である，ということが基盤になっている。内的世界と外的世界のこのような混同は，患者を治したい，という専門家側の躁的ないしは英雄的な試みか，あるいは任務達成が不可能であるという挫折感に打ちひしがれるか，という状況につながることがある。そうなってしまうと，専門家は，患者や

その障害を遠ざけておく方法として，冷酷で無関心な印象を与える，硬い外皮をまとう可能性があるのだ（Evans, 2014）。

　患者の苦悩との共感的な同一化と，客観的なプロフェッショナリズムとを行きつ戻りつする力は，成熟した健康な臨床アプローチを維持するために不可欠な過程である。この過程のさなかで，臨床家には，臨床的な議論，省察的な実践，優れた運営管理による支援がなくてはならない。一方では，このような機会は専門家にとって，患者の影響から離れ，客観的な臨床アプローチを取り戻す一助になる。そしてもう一方では，硬い外皮をまとってしまったスタッフにとっては，臨床上の接触による情緒的な影響を省察する助けになる。そのようにして専門家は，専門家自身にとっての損傷を負った誰かの有益な象徴的表象としての患者と，無益な具象的等価物の区別を保っておくことをサポートされるのだ。

　あるCPNが，スーパービジョン・グループで，暴力的で精神病状態の患者について語った。この患者は最近，閉鎖病棟に，4年間で4度目の入院をしたのだった。

　　この男性患者が前回退院したのは6カ月前のことだ。彼は，精神科のレッテルを貼られ，スティグマを負わされたと感じていたし，薬の副作用が気にくわなかった。5週間も経たぬうちに，彼はもう経過観察の面談を終わりにするようCPNを承服させ，その直後に服薬をやめた。数カ月後，彼は精神保健法に基づいて病院に収容され，暴力的なふるまいのため，精神科閉鎖病棟に入院となった。CPNは，自分がその患者と接触することで，彼に病気を思い出させるだろうことが嫌だった，と弁明した。患者も，精神科サービスとの継続的な接触が，彼の自尊心や，快方に向かっていて頑強であるという自分観を蝕む，と感じていた。その患者から手を離したことで，CPNの過密な担当件数にゆとりもできた。

　　今回のこのブレイクダウンは，精神科の経過観察を終わるに十分なほど調子がよい，と患者がCPNを承服させ，服薬を中止したことに端を発していた。彼の病歴，疾患，精神保健サービスが頼りであること，こうしたふるまいによって起こりそうな結果，そのすべてを否認したいという彼の願望に

明らかなように，精神病はとうに，患者の人格の内で，支配力を再確立し始めていたのである。

　専門家が患者に耳を傾け，彼らの意見をよく考える必要があるのはもちろんだが，つらい現実を否認したいという願望ゆえに，患者が非現実的な要求をすることもある。精神保健制度は，そうした願望に耳を傾けて，患者の葛藤やつらい心理状態を理解しようと試みずに，具象的に反応することによって患者と共謀してしまうときがある。限界があるという認識も込みで他者を頼りにする力は，患者の治療，ケア，回復の可能性における重要な要素だ。有益な依存をする機会を患者が拒むと，人格の精神病的な部分の支配下に戻らざるをえなくなる可能性がある。そうなってしまうと，根底にある病理が認識されないままになって，リスクや，再発の危険性が高まる可能性がある。精神科のサポートや治療への依存という現実から逃げようとして，根底にある障害を否認し，自己完結した精神状態に戻りたいという患者の願いはもっともなことだ。なぜなら依存は患者に，自分が小さくて，損傷を負い，屈辱を与えられていると感じさせる場合があるのだから。けれども，精神科サービスの関与を終了すると，患者を，サポートなしに自身の精神病的な側面の手にひとり委ねることになるかもしれないのだ。
　優れた臨床の仕事は，専門家独自の観点を検討する余地を保ちつつ，患者に耳を傾ける専門家の力にかかっている。こうした余地において，専門家は，臨床的事実を省察し，各患者の人格，病歴，疾患，診断，ふるまいのパターン，対人関係について知っていることに基づき，意見を組み立てることができる。患者について，同僚みなの意見，自分自身の臨床体験，考え，気持ちをとりまとめるために，臨床チーム内で議論がおこなわれることも重要だ。これらの情報を理解するために，実践家にとって，精神分析的アプローチが役に立つ，と私は気がついた。この難しくも複雑な任務において，専門家を支える構造および訓練を作ること，それが課題である。

精神保健医療に精神疾患のための場所を作る
「コンテイナー」としての精神科病院は，ある程度は，精神保健の専門家

が患者について熟考する能力に置き換わった。「治療的関係」は，治療の大黒柱の一本であってしかるべきだ。けれども精神保健の専門家の多くは，その任務に対する治療アプローチの訓練をほとんど受けていない。極度のプレッシャーに瀕しても思慮深くあり続ける精神保健チームがあり，自ずと才能あふれ，率直に患者に関わることができる人々がいるが，訓練とサポートが不足しているために，専門家は，準備不十分のまま，この任務につきものの，根底にある心理的なプレッシャーに取り組むことになってしまう。訓練，スーパービジョン，省察的実践の場は，率直さ，思慮深さ，創造性を支えるために欠かせない。それらなしには，専門家は，根底にあるコミュニケーションから心を遮断した状態になり，患者のふるまいを理解しなくても管理可能である，という確信に取ってかわられることがある。そうなると，ケアが非人間的で機械的なお定まりのものになってしまう危険がある。

　効果的な精神保健の業務は，専門家としてバランスのとれた見方を保ちつつも，患者に心かき乱されようという，専門家の意欲と能力にかかっている。けれども，患者と治療関係を確立するというのは複雑なことで，それ自体，偽りの同盟，欺瞞，否認に陥りやすい可能性がある。こうした錯覚や否認は，時に患者に由来し，時に精神保健の専門家に由来し，時に精神保健制度に由来するものだ。臨床家には，患者のコミュニケーションや苦難に気づき，理解しようとするためのモデルが必要なのである。優れた実践とは，自分自身や自らの体験を臨床道具として用いる実践家の能力如何である。精神分析的アプローチは，無意識的・意識的双方のコミュニケーションを理解することを可能にする心のモデルになる。転移と逆転移を介して表現された，患者の内的世界と外的世界の間の関わりを考えるモデルにもなる。

第 1 章

実 践 的 な 理 論

　本章では，フロイトとクラインの理論のうち，患者と直に接する仕事であれ，最前線に立つスタッフ向けの教育やスーパービジョンであれ，精神保健医療の現場で臨床ケアを考える際に役に立つだろうものを概説する。臨床実践の中で理論を説明すべく，短い事例も呈示する。コンサルテーションやスーパービジョンでは，精神保健の専門家たちの業務に関連性がある形で理論を紹介するのが肝要だ。臨床例の白熱のスーパービジョンが，概念に命を吹き込むもっとも効果的な方法であるとわかった。我々は誰しも，甚だしい心の痛みや不安から自分自身を守るべく心的防衛を用いる，と強調することが重要である。まさしくこうした心的防衛は，健康に機能するためには必須なものなのだ。けれども極度の心理的な動揺や葛藤が，柔軟さを欠いたやり方で原始的防衛を用いるようその人を駆りたてると，問題が起こるのである。

フロイトおよびクラインの理論

転移と逆転移

　フロイト（Freud, 1895d, p.253）は，研究の早期に転移現象を発見した。彼は，患者が子どもの頃から抑圧していた感情や欲望を，いま，ここで，心理療法家に移し替える，すなわち転移させる様子を説明した。当初フロイトは，転移は治療の邪魔であると考えた。けれどものちに，根が深くて，抑圧されている子ども時代の葛藤を，転移が説明する可能性があると発見した。患者は，治療の責任を背負う専門家やケアを担う者に対して，強い転移感情

を育む。専門家は，自分たちのこうした役割が担う，患者にとっての意味に敏感であらねばならない。患者の専門家に対する転移に周波数を合わせようとすることが大切だ。それによって，人生早期の関わりの本質や，根底にある障害に関し，有意義な洞察に至ることがあるのだから。

　私は，Bさんのその日の予約を，急にキャンセルしなければならなかった。Bさんというのは，両親にしてみれば自分は期待外れなのだ，と常日頃感じていたという30歳の女性患者である。彼女は母親が男の子を流産した次に生まれており，母親は自分よりも，この流産した赤ちゃんの方がよかったのだろう，と彼女は思い込んでいた。Bさんは，次のセッションにやってきて，よほど来るのをよそうかと思った，前回のキャンセルは，私が彼女にもう会いたくないということなのだろうと思ったし，彼女の心理療法は私の時間の無駄だと思っているに決まっているのだから，と述べた。空想の中で，彼女はこう思ったのである。「先生は自分より，もっとやりがいのある男性患者と会う方がいいと思っているのだろう」と。

　フロイトは当初，「逆転移」という用語は，心理療法家の無意識の心におよぼされた患者の影響を表す，と述べた（Freud, 1912b）。ハイマン（Heimann, 1950）はこの概念を，患者に対する心理療法家の感情を説明し，活用するものである，として発展させた。彼女の着想は，患者が心理療法家の中に，患者の転移感情への反応としての感情を作りだす，ということだ。マネー＝カイル（Money-Kyrle, 1956）も，正常な逆転移と異常な逆転移を区別することで，この理論を発展させた。正常な逆転移では，心理療法家は，患者の体験を取り込んで，主観的に同一化する。次いで，患者の主観的な体験から距離をとり，互いのやりとりを客観的に吟味し，解釈を決定する。患者に語りかける以前に，心理療法家は自分自身と対話している，というのは，いろいろな意味で本当だ。異常な逆転移の場合には，心理療法家は，患者との同一化から距離をとるのが難しく，あたかも自らの損傷を負った側面であるかのように患者を扱うという反応をする可能性がある。
　クラインは，そうなってしまうと，分析家が分析家自身の神経症的な理由

によって，考えや感情を患者の特性であるとみなしてしまう場合があって，見当違いの分析に至る可能性がある，との懸念を示した。ハンナ・シーガル（Segal, 1977）は，逆転移は最善の召し使いであり，最悪の主である，と記した。彼女も同様に，心理療法家は自らの中にある感情を患者に帰することに注意深くあるべし，と強調した。精神分析的スーパービジョンの役目のひとつは，自分と患者の間に起こっている投影過程をどれほど解明できるか考えるために，心理療法家ないしは精神保健の専門家の情緒的な反応を吟味する余地を作ることにある。

　Ｃさんは30代後半の男性患者で，自分は十分頑張って働いていないという気持ちにつきまとわれていた。仕事で昇進すると決意していたのは，それが姉を打ち負かす方法だと考えていたからである。Ｃさんはずっと，姉は両親のお気に入りで，彼を犠牲にして両親のサポートを得ていると感じていた。彼はその日のセッションにやってきて，椅子に座り，数分黙り込んでから，こう言った。「あのう，ここに座って時間を無駄にしているわけにはいかないんです。役に立つことを何も言ってくれないのなら，もう出ていきます」。たちまちわきあがってきた私の反応は，失敗する恐れに関する不安にさいなまれる気の毒な患者を放置して，まるで私が十分頑張って働いていない，あるいは十分てきぱきと働いていないかのような罪悪感を抱くことだった。しばし黙り込み，この患者のコミュニケーションの作用から距離をとって，私は，この患者であるというのはこんな体験であるに違いない，と考える心の余地を見出し始めた。すなわち，自分はまったく十分にやっていない，働け，進歩せよ，という相当なプレッシャーを常時かけ続けなければ，自分は失敗し，姉が勝つ，そうなると自分は愛されていない，愛されえないと感じている，という体験である。

妄想・分裂ポジションと抑うつポジション
　クラインは，強健な自我や自己感覚の発達を支えるべく，健康な乳幼児が，栄養，世話，愛を求めて母親に依存すると述べた。乳幼児は，安全だと感じていると「理想的な」愛してくれる母親と共にいて，母親に愛する気持

ちを抱いている，と感じる。「理想的な」母親は，乳幼児に愛ある形で内在化され，乳幼児の自我の基盤になる。けれども乳幼児が不安や苦痛，あるいはほったらかしにされたと感じると，守ったり世話したりしてくれない「悪い」威嚇的な母親と共にあると感じる。そうなると，この思いやりのない「悪い」人物像に対する攻撃的な気持ちが，乳幼児の自我や安全の感覚をさらにおびやかす。自我や残された良い感情を守るべく，その乳幼児は「悪い」母親に対するこうした攻撃的な気持ちを外的世界に投影する。そうすると，その攻撃的な気持ちは，対象の外側の外的世界に存在していると感じられて，それが乳幼児のもとに戻ってくると言って，絶え間なく脅すのだ。クラインは，乳幼児が自らを守るべく，生存するために依存する良い対象を内在化する一方で，悪い，脅してくる対象を外的世界に存在する対象に投影する様子を描写した。しかるのちにその悪い対象は，攻撃され，外に置いておかねばならない脅威として扱われる。このことは，妄想・分裂ポジションとして知られている（Klein, 1935）。妄想・分裂ポジションで用いられる心的防衛は，分裂，投影性同一視，否認，理想化などである。

　　朝早く，私は電車で，ストロング・ラガーの缶を持っている男の向かいに座ったが，彼は酔っ払っているようだった。私はたまたま男性をちらりと一瞥した。私が自分を見やるのを，彼は待ちかまえていたようだった。彼は攻撃的になって言った。「Ｆ＊＊＊，なに見てやがる，このｃ＊＊＊が？」。

　この例で，男性は，自分の良心を分裂して切り離し私に投影したので，何の葛藤も疑問も抱かずに酩酊状態を堪能し放題だった。そこに私が彼の良心となって，道徳主義的かつ批判的に彼を見やり，こんな問いを投げかけるのだ。「何してる，朝っぱらのこんな時間に酒を呑んで，みんな仕事に行くってのに？」。すると彼は，その問いや批判的な考えを取り除くため，妄想的に私を攻撃する。というわけで，これが，自分の心の一部を分裂して切り離し，それをどこか自分の心の外側に投影している男，ゆえに「妄想・分裂」である。

　時を経て，自我の強健さが発達するにつれ，乳幼児は，愛する「理想的」

母親と，憎き「悪い」母親の間の分裂を減じ始める。まさしく乳幼児は，攻撃的な気持ちも，愛する気持ちも，両方とも同じひとりの母親に向けられていると認識し始めるのだ。理想的な対象である母親は諦められて，「良い」母親に置き換えられる。それと同時に乳幼児は，自分が，栄養や生存のために，良い母親に依存していることに気づき始める。攻撃的な気持ちを抱いたことへの罪悪感と，それに続く自らが「良い」母親に依存しているという認識に直面して，乳幼児は，「良い」母親対象を苛烈な攻撃から守るために内在化する。乳幼児は，理想的な対象たる母親の喪失を悼む。クラインは，この精神状態を「抑うつポジション」と呼んだ。

　　連綿と自傷行為を続けていた若い女性が，心理療法の，あるセッションで，突如，自分が自分の身体や心にとてつもない損傷を与えてしまった，という事実に気がついた。セッション中，彼女は苦痛に身を屈め，その姿はその苦痛と苦悶を伝えてくるようで，そしてこう言った。「この身体に自分でつけてしまった傷は，決して修復できない」。そして彼女は，何かを差し出せる心がまだ残っているのだから，自傷をやめられたらと思う，また仕事をやっていきたい，と言った。

　この例では，若い女性が，自分のなしてしまった，取り返しのつかぬ損傷に気づいて，喪失の悲しみに至った様子がわかる。それと同時に彼女は，喪失感と共にあって，さらなる行動化に舞い戻ろうとする衝動に抗い，損傷を受けておらず機能している部分を守りたい，という願いを口にすることができるのだ。

迫害や罪悪感に対する躁的防衛
　クラインは，罪悪感や抑うつが躁的な精神状態への退行につながることがある，とも気づいた。その状態において乳幼児は，対象を侮蔑し勝ち誇るという機制によって，対象に依存していることを否認しようとする。

　　Dさんは25歳の女性患者で，躁うつ病に罹患しており，精神科入院歴が

あって，週1回の心理療法を受けていた。彼女はもう何年も安定していて，同棲中の，支えになってくれる男性と結婚する予定だった。かつて彼女のブレイクダウンは，男たちとの行きずりの情事によって引き起こされていた。こうした男たちにはいくつか共通の特徴があった。すなわち，マッチョで見栄えがよく，彼女に性的な興味を抱くだけで他の関心はなし。これまで，こうした情事は躁的ブレイクダウンのさきがけであることが多く，そうなるとDさんは，人間関係や自尊心を傷つけ無一文になってしまうのだ。心理療法の長期休暇が始まる数週間前，Dさんは心理療法士にこう語った。自分は，婚約者に性的欲求不満を感じていて，ある男性に惹かれてしまった，この男性は，地元のちんぴらの一味だそうで，人殺しについて語る，それが刺激的だと思う，と。長期休暇が近づいてくると，彼女は「ますますこの暴力的な男について空想に耽っている。来週会いに行くつもり」と言った。それと同時にDさんは，「来たる長期休暇が心配だ」とも言った。心理療法士は彼女のせいでくたびれ果ててしまい，力を取り戻すためにたっぷり休息をとらねばならない，と彼女は感じていた。彼女が訴えるところによれば，彼女ほどにはセックスが好きではないという婚約者についても，似たような懸念を抱いていた。

　Dさんは，自分はもろいという感覚におびやかされていると感じて，根底にある悲しみや喪失の感情に打ち勝つべく，自らの心の躁的な側面に救いを求めるのだろう。結婚や長期休暇が近づくと，支えになってくれる平凡な男たちは，根底にある感情に打ち勝つべく彼女が頼りにする躁的な興奮をくれることはできまい，と彼女は心配をした。Dさんは，万能的な男根像たる男と浮気し始めることで，自らの根底にある困難から距離をとろうと駆りたてられたのだ。その暴力的でマッチョな男は，Dさんが躁的な状態に推移したことを表していた。その状態においては，興奮や暴力的な心的状態が，弱さ，もろさ，不安，悲しみ，喪失といった感情を凌駕するのだった。

償いと躁的償い

　クライン（Klein, 1929）は，償いとは，対象に与えた空想上の攻撃を修復したいという衝動である，と説明した。クラインは，自分が対象に加えた攻

撃を，創造的な活動によって修正したいのだから，償いはあらゆる創造性の中核であると考えた。償いの行動のなかには，具象的な外的現実においてなされるものがあるし，内的な変化にまつわるものもある。創造的な行為によって，対象が象徴的に修復されると，自我は強くなる。

　ある28歳の女性は，シングル・マザーだった母親の高圧的な態度に，積年の恨みを抱いていたが，母親に迷惑をかけるだろうと感じて，自分のための人生を生きられないと訴えて，心理療法を受け始めた。心理療法が始まってしばらくすると，彼女は，自分を優先して自分のための人生を歩むことへの罪悪感に耐える能力を育み始めた。あるクリスマス休暇の直前，彼女はこう語った。彼女には罪悪感がある，なぜなら，母とクリスマスを過ごすのではなく，新しくできたボーイフレンドの両親のところに行くことにした，と母親に言ったから。母親は本当に傷ついたと思う，けれども自分の願いを優先して，罪悪感に耐えると決めている，と。数カ月後，彼女はボーイフレンドと同棲することにしたとのことで，同様の罪悪感を味わうことになった。そして彼女は，14歳のときからずっと弾いていなかったバイオリンを，また弾くようになったところだ，と言った。彼女は，子どもだった自分の奏でるバイオリンが，自分と母，2人ともにくれた喜びを思い出し，泣き出した。小さかった頃，母親が彼女にバイオリンを弾くのを勧めてくれたのに，10代になって，反抗して癇癪を起こし，やめてしまったのだった。

　この例では，患者が母親から分離して，自分を優先することへの罪悪感に耐えるのを心理療法が助ける様子がわかる。患者は，自虐的ながらも恨みがましい従順さ，という態度を手放すことができた。その後で彼女は，小さかった頃に，2人ともに喜びを与えてくれた娯楽を再発見できた。このようにして，バイオリン演奏に表されるような，彼女と母親の暖かくも多情多感な関わりを再発見しつつ，母から分離するという罪悪感に耐えられるのである。
　罪悪感の体験を伴う償いと対照的に，躁的な償いは，損傷を負った対象を修復しようとして，万能的で躁的な防衛を用いる。対象への態度は，真の悔恨というより，支配や勝利の喜びを伴うことが多い。

ある女性患者は，心理療法を始めたばかりの頃，動揺すると大声かつ乱暴な言葉の暴発に陥る癖があった。心理療法の終結が近づいてくると，彼女は，言葉の攻撃によって私に傷を負わせてしまった，私は彼女が出ていくのを待ちかねているだろう，と心配になった。

　心理療法が終わる数週間前，彼女は夢をひとつ語った。こんな夢だ。「先生が，ある権威的な会議で講演をしていて，私は友人と一緒に聴衆に混ざっている。先生が論文を発表し終えると，盛大な拍手喝采で，私は友人より自分が優れていると感じたのを覚えている」。私はこう言った。「あなたは，卓越した人物として私を称賛し，盛大な拍手喝采をもって治療を終えたいのだと思う。そうすれば，優れた心理療法を受けた，優れた心理療法士を得たと感じることができるし，そのようにして，怒りや落胆，感謝，自分の心理療法士としての私を失う喪失感といった，もっとありきたりの感情を超越できるから」と。けれども彼女は，ありきたりのものを何ひとつ，自らがおこなうあら探しや侮蔑から守ることができないのでは，と心配していたのだ。その後で彼女は，その夢の終わりのところを思い出した。「大学の階段に男の乞食がいた。その乞食は，ぼさぼさで，ぼろぼろだったが，禿げ頭でもあって，先生みたいだった」。

　上述の例では，患者が私をおだてることによって，心理療法中に自分が私に与えてしまったかもしれない損傷に関する不安をどうにかしたい，と願う様子がわかる。けれども，その夢では，友人に対する勝利感も明らかになった。このようにして，彼女は心理療法の終わりにまつわる怒り，落胆，感謝といったありきたりの感情に打ち勝とうとした。大学の階段にいる乞食の連想は，根底にある自分が言葉の攻撃によって私に与えたかもしれないと恐れる損傷についての不安をつまびらかにしている。

投影性同一視

　クラインは「投影性同一視」という用語を用いて，望ましくない心理的な知識や認識を取り除き，それと同時に自らの万能的な世界観に従うよう対象にプレッシャーをかける，という精神過程を説明した（Klein, 1946）。クライ

ンは，ばらばらに解体された精神状態，つまり「妄想・分裂ポジション」と，統合された精神状態，つまり「抑うつポジション」の間を，乳幼児が揺れ動くことについても概説した（Klein, 1935）。妄想・分裂ポジションでは，乳幼児の母親を愛する気持ちは，憎しみの気持ちから分けておかれている。このようにして自我や対象は，理想化され愛される対象と，誹謗中傷され憎悪される対象とに分裂されている。しかるのち乳幼児は，外的対象に対し，まるでその対象が，乳幼児の心から投影された要素と同一化しているかのように行動するのだ。

　Ｅさんは，私が心理療法を担当していた男性患者で，自らの情緒的な苦難にほとんど耐えることができず，ひとたび私に事実を語ってしまうと，直ちにその問題から逃げ出したい，というのが常であった。実際，彼が述べた苦難について私が本人と一緒に考えようとすると，彼はしょっちゅう，その話題は飽きた，次に行きたい，と言うのだった。
　あるセッションの冒頭，Ｅさんは，週末にガールフレンドと動揺するほどのひどい言い争いをしたことを語った。私はしばし黙り，彼のコミュニケーションについて考えていたが，たちどころに彼は，飽きたのか，と尋ねてきた。困難に耐えられない彼の有様が，瞬く間に私に投影され，彼の心の中では私が，動揺するほどの問題と共におれない者になったのだ。

抑うつポジションは，乳幼児が，良い母親と悪い母親の分裂を減らすことができて，憎き母親と愛する母親が同一人物であると認識し始めると現れる。この統合の過程には，乳幼児が，つらい感情に耐えることができ，こうした感情の意味を熟考できる良い対象を内在化することが求められる。
　抑うつポジションや理想的な母親の喪失は，乳幼児が第三の対象に気づき，エディパル状況が現れるのと時を同じくする。その対象とは，多くの場合父親である。両親の性的な関係を知ると，好奇心，嫉妬，喪失の感情が生まれる。両親と子どもという三角関係が，心的空間を封じて子どもの体験の周りに境界線を作る。患者は，一方では患者の主観的な経験を理解する母親を体験するが，それと同時に，他方では子どもと母親の関わりを別の視点か

ら見ている第三の対象，すなわち父親に気づいてもいる。このモデルは，情緒的に母親に理解されるという乳幼児の主観的な体験を，別の視点から父親に考えてもらうという客観的な経験と統合することを可能にする。対象が不在であっても，対象について考える余地を提供するので，こうした三角測量は必要であるし，これが象徴的な思考への道を拓くのである（Britton, 1989）。

象徴化と具象的思考

シーガル（Segal, 1957）は，象徴的表象と象徴的等価物の違いを説明し，クラインの考えをさらに発展させた。象徴的表象の場合，象徴と，象徴化された対象の違いが認識されている。例えば，慣用句の「おなかの中に蝶がいる」という言い回しは，不安や懸念によって生じた，おなかの中で何かが飛び回っているような感覚について述べているのだ。実際におなかの中に蝶がいることを意味しているわけではない。

その一方で，象徴的等価物の場合，象徴と対象に区別がない。これが，具象的思考と言ったときに意味する状態を引き起こす。つまり，言葉（象徴）を，あたかも物事（対象）そのものであるかのように用いる状態である。精神病的な状態の患者は，具象的に考えることが多く，したがって人が「おなかの中に蝶がいる」と言うのを，象徴的なコミュニケーションではなく，事実の表明として聞くのかもしれない。例えば，象徴的等価物では，「1分ちょうだい」という発言は「ちょっと待って」という概念を象徴的に意味するものとしてではなく，文字通り60秒と解釈されるのだ。象徴的等価物と象徴的表象の違いを保っておくためには，主体は，具象的な対象からの心的分離を確立することを支援されなくてはならない。

コンテイナーとコンテインド

ビオン（Bion, 1962a）は，乳幼児の母親に対する情緒的，心理的，身体的な発達のための依存について述べた。乳幼児の未成熟な自我は，未処理の心的体験に打ちのめされ，これらを咀嚼できずに吐き出して，音，視線，身体の動きを介して伝えてくる，と述べた。母親はこうした未処理の体験を取り

入れてから，自らの能力を用いて乳幼児の精神状態に共感し，考える。ビオンはこのことを，母親の夢想する能力，と言い表した。この過程が作動するには，母親は，打ちのめされることなくしてコミュニケーションの影響を受けることができなくてはならない。母親は，コミュニケーションをどう理解したか，行動や愛情ある態度によって伝える。このようにして，包含する，すなわち「コンテインする」母親の能力によって，乳幼児の未処理の情緒が，乳幼児自身で内在化して消化できるような，思考のための食べ物に変換されるのだ。それが乳幼児に，自分の気持ちを理解している人物に世話されている，という感覚を与える。

　　大きな精神科病院の廊下で，ある精神病的な若い男性が激昂し，威嚇的になって，スタッフたちに大声で叫び，怒鳴っていた。初めのうち，この男性に話しかけているスタッフは，優しく穏やかではあったけれど，何かをさせようとしていた。例えば「こっちに入ってきたらどう？」とか「これを飲んで落ち着いたらどう？」とか。こうした穏当な頼みによって，その男性はさらに激昂し，挑戦的になった。「俺をほっといてくれよ。おまえらみんなぶっ壊すぞ！」。病棟管理者は，精神科救急チームを呼んだだけでなく，ロバーツという，よく知られていた看護助手も呼んだ。ロバーツは，大変に大柄な男で，身体的脅威がある状況でも，めったに怖がることがなく，もっとも精神病的で激昂した患者でさえ，落ち着かせることに定評があった。
　　ロバーツがやってきた。患者に向かって，堂々と歩いてくる，そして穏やかながらも自信に満ちた態度で，患者に語りかけ始めた。彼は，患者が何事かに動転しているという事実をわかっていると言い，そのままそこにいて，何が彼を悩ませているのか教えてくれと語りかけた。ロバーツの穏やかな気遣いは，その態度や声音に明らかだった。そのうち患者は，激昂し攻撃的で精神病的な男から，うんと小さな，怯え苦しんでいる子どもに変わっていったようだった。雰囲気がすっかり変わって，危機は消散し始めた。

このような状況に対処してきた経験や，その身体の大きさによって，ロバーツは，身体的脅威の不安に打ちのめされることなしに，患者の精神的動

揺を理解することができるのだった。彼は，患者がスタッフにしでかそうという脅しや高慢な主張の裏で，実は怯えた男なのだ，と気づくこともできた。そのようにしてロバーツは，患者の極度に混乱した，脅迫的な精神状態をコンテインすることができた。それが患者に，自分のコミュニケーションに怯えたり警戒したりせず，自分を心配し，持ちこたえることや理解することができる人と一緒にいる，と感じさせたのだった。

エディプス・コンプレックスの三角関係と象徴思考

フロイト（Freud, 1950 [1892-1899]，Letter 71, p. 263）は，男児が，3歳から5歳までに，父を殺して母親の伴侶という座を奪いたいと空想し，父親にライバル感情を抱く様子を説明するために，「エディプス・コンプレックス」という用語を作りだした。もともとの神話で，エディプスは，そうとは知らず父親を殺し，母親と結婚する。ブリトン（Britton, 1989）は，思考や，象徴的に思考することの発達を支えるエディパル状況の重要性について述べた。彼は，母親と乳幼児のカップルを支えると同時に，分離や思考のための余地をもたらす第三の対象（心的には父親であり母親のパートナーである）の重要性を強調した。この三角形の状況は，思考することを可能にする構造を作り，具象的思考や実演に陥ることを防ぐ役に立つ。

不安をかきたてられる精神状態を伴う臨床症状の患者を治療するチームは，外部スーパーバイザーの援助が必要なことがある。例えば，精神保健現場では，境界性パーソナリティ障害の患者はスタッフを苛立たせることが多いし，反社会性パーソナリティ障害の者はスタッフからサディスティックな反応を引き出すことがある。こうした患者群は，スタッフに深刻な影響をおよぼして，患者をコンテインするチームの能力を蝕むことがある。スーパーバイザーは，看護師・患者・スーパーバイザーという三角形の第三の点となることで，業務による心理的な衝撃について考えるに適切な余地を提供し，実演へと引き寄せる力を弱めることができる（Evans & Franks, 1997）。

安定したアプローチを作りだし，維持するために，臨床スタッフには，業務に伴う不安や苦痛を消化するのを助ける設定や構造が必要である。臨床的な議論，省察的な実践，優れた運営管理によってサポートが提供されなくて

はならない。こうした機会は，一方では，看護師が患者の作用から距離を
とって，客観的な臨床アプローチを回復する助けになるだろうし，もう一方
では，心が硬くなってしまったスタッフにとって，臨床的な接触の情緒的な
衝撃をさらに省察する役に立つ。このような，組織として省察する構造は，
ビオンのいう母親による夢想のように作用し，コンテインメントの過程に
よって，そしてそれに続く分離や思考によって看護スタッフを支える。この
ようにして，省察的実践は，看護師自身の損傷を負った人物像の象徴的表象
としての患者と，具象的な象徴的等価物との違いを見失わないように助け
る。

心の精神病的な部分と非・精神病的な部分

　ビオン（Bion, 1957）は，心の精神病的な部分と非・精神病的な部分の間に
分裂ができる様子を説明した。精神病的な部分は，心理的な苦痛，もろさ，
損傷，弱さを認識することをひどく嫌い，複雑な情緒的問題を具象的な身体
活動で解決しようとし，心理的な苦痛や葛藤を体験することができる心の部
分，すなわち非・精神病的な部分を攻撃する。知覚したり考えたりする自我
の能力が攻撃され，断片化され，外界に投影される。その結果，自らの心の
断片化した要素群が外界にコンテインされていて，これが再び人格に乱暴に
入り込んでこようと脅す，と感じる。
　ビオンは，自らの心の要素群をコンテインしている，外界に存在するこの
ような対象を，奇妙な対象と言い表した。そのようにして精神病状態の患者
は，自らの見る能力を，例えば時計のような外的対象に投影する場合があ
る。その後で患者は，いまや自分の見る能力という要素をコンテインするそ
の時計が自分を見ている，と思い込む。こうした外的対象は，患者の心に押
し入り戻ってくると脅すので，脅威的かつ迫害的な性質を有している。この
ように，時の流れに気づき，観察することの象徴たる時計が，時の流れるさ
まに気づかぬままの患者の心に強引に押し戻ってくる，と脅すのだ。患者の
自我の一部が断片化され，投影されて，あとに残った真空空間は，次いで，
全知全能の妄想体系で満たされるが，それは一貫性と継続性を得ようとし
て，断片化した自我を修復しようとする試みである。人格の精神病的な部分

から発せられるプロパガンダが，自我に起こったことの現実を否認するために用いられる。心の非・精神病的な部分が，人格の精神病的な部分に蝕まれ，攻撃されているうちは，情緒的な問題に対処することは難しい。患者の心の精神病的な部分と非・精神病的な部分は，力動的な関わりのさなかにあり，支配をめぐって格闘している。時に精神病的な患者は，心の2つの部分の狭間で葛藤することの苦痛から自らを解き放つべく，自我の非・精神病的な部分を投影する。

　精神科急性期病棟のある病棟管理者が，40歳男性の事例を報告した。

　　患者は，郵便局からお金を引き出すために，病棟から自分のパスポートを持ち出した。その前の週，彼はバスの乗車券を紛失していて，病棟管理者はパスポートも失くすのではと心配した。病棟に戻ってきた彼にパスポートはどこかと尋ねると，案の定，失くしてしまっていた。そこで管理者は，探し出すのを手伝おうと，足取りを思い出してみるよう促したが，患者は，すごく疲れたしどうでもいい，と応えた。病棟管理者たる看護師は苛立って，スーパービジョン・グループに，自分はしょっちゅうこの患者を追いかけて走り回っている，彼は自分を召し使いのように扱うところがある，と語った。

　　この患者は成功を収めた学者の長男で，20歳のとき，精神疾患の最初のエピソードに罹患するまで，医学の道で将来有望だった。いくつかの精神保健療養所への入所を斡旋されたが，共同生活やセルフ・ケアに対する見下すような未熟な態度のため，いずれも駄目になっていた。病棟管理者は，この状況のせいで運営管理上の問題が生じている，と述べた。つまり，患者は貴重な入院病床を占有し，管理者は彼を退院させよというプレッシャーにさらされ，それなのに彼は社会復帰しようとせず，自分の治療に何の責任も担おうともしないのだ。

　スーパービジョンにおける議論で，我々は，患者の行動が，彼の精神状態に関して何か重要なことを象徴しているように見えることについて考えた。彼は心の非・精神病的な部分を，彼の面倒をみる責任を担っている病棟管理

者に投影した。病棟管理者は，子どもを追いかけて，使ったあとに目的を果たし捨てられたものを始末して回る母親のように行動した。患者が自らのアイデンティティや，心，悲劇的で悲惨なブレイクダウンの状況を含む病歴に関心を持つようになるまでは，自分の疾病を管理する責任を負うのは難しいように思われた。

内なる自己愛的ギャング

ローゼンフェルド（Rosenfeld, 1971）は，内なるギャングのように機能して，忠誠心の見返りに心的苦痛からの守りとなる防衛的な構造に関する概念を構築した。患者の健康的な側面による，援助に手を伸ばそうとする動きは，いかなるものも，その内的世界の破壊的な側面に蝕まれ，攻撃される可能性がある。こうした患者の健康な要素は，意識的にはギャングの影響力から手を切ることを願うかもしれないが，無意識的には，それとなくギャングに依存していることが多い。彼らの健康な部分は，内なるギャングとの悪戦苦闘において，そして外的世界では，有益な良い人物像と健康的な関係を結ぼうとする試みにおいて，援助やサポートが必要なのである。

　　拒食症の長い病歴を持つある若い女性は，かつては，心理療法のセッションに取り組み，活用することが難しいと感じていた。しかし，心理療法士と関わり，情緒的な接触を持ち始めていた。心理療法において，以前より対話ができ，前進したように見えた3カ月間のあと，彼女は引きこもって黙り込む精神状態に退避し，体重が減り始めた。このことについて彼女と話しあおうと，心理療法士が数セッションの間試みた末に，やがて彼女は，心理療法士と話すな，食べるな，と言う声が聴こえている，と打ち明けた。

患者の症状の改善や，生きることや依存へと向かっていく動きは，ギャングが彼女を飢えと自己完結の拒食症状態に引き戻すことによって，彼女に対する支配を再確立することを引き起こした。ギャングの影響下から離れると，陰性治療反応に結びつくことが多い。

スタイナー（Steiner, 1993a）は，ローゼンフェルドの研究結果に基づいて，

患者の心の中に，一方では断片化，もう一方では発達にまつわる不安からの休憩場所として機能する「心的退避」が形づくられることを説明した。臨床家は，患者が，回復と発達の過程において，必然的に心的退避を出たり入ったりするという事実を尊重しなくてはならない，とも強調した。

考　察

　本章では，精神保健の現場で，臨床状況の説明や理解に貢献するために精神分析理論を適用する可能性について述べた。我々は誰もみな，自我が打ちのめされてしまわぬよう守るため，防衛機制や防衛的な心的構造を頼りにしている，と指摘することが大切だ。けれども，精神病的な防衛と神経症的な防衛には違いがある。精神病的な防衛は，分裂，投影性同一視，否認，合理化に基づいていて，心的現実の大々的な歪曲を伴い，現実を検討し，内的・外的現実の要求に応える能力を妨害する。置き換え，反動形成，分離，打ち消し，抑圧といった，より神経症的な防衛は，現実の部分的な歪曲だけを伴う。我々はみな，打ちのめされてしまったように感じるときには，おりおりに精神病的な心的防衛に戻る。けれども自我のもろさ，ないしは超自我の厳しさのために，内的・外的現実との接触に伴う欲求不満や不安に耐えることが難しい者がいる。こうした人々は，その脆弱な自我が打ちのめされぬよう守るべく，精神病的な防衛に依存するようになる可能性がある。こうした心的防衛が，集団や施設内においても生じうると認識するのも，同様に大切なことだ。現に，集団や個々人に対するプレッシャーが高まると，現実を否認しようとして，精神病的な形の防衛に追いやられる場合があるのである。

第2章

精神保健現場における
精神分析的スーパービジョン

　深刻で永続的な精神疾患に罹患する患者には，始終，心理学的，化学的，時には物理的なコンテインメントが必要である。このようなコンテインメントになる設定の種類や，用いられる介入法のバランスは，患者によって，あるいはその時点の患者の障害の程度によって異なる。患者の精神状態は力動的で，さまざまなものの影響を受けて変動するということを覚えておくべきだし，臨床ケアがおこなわれる環境も，影響を受ける要素のひとつである。例えば，精神病状態の患者は，精神科集中治療ユニットにいるうちは穏やかで症状に対処できているようであっても，より集中度の低い環境に移ると精神障害が悪化する場合がある。患者は，患者の体験を受け入れようとし，患者のコミュニケーションを理解することをいとわないスタッフに，ケアされなくてはならないのだ。スタッフの心の中で，このような理解の能力が保たれるには，スタッフもまた，面倒をみてもらっており，上司たる臨床管理職陣に自分たちの懸念や気持ちを真剣に受け止められている，と感じなくてはならない。管理職陣にケアされている，とスタッフが感じないなら，スタッフの士気に影響がおよんで，スタッフが患者についてより不安になったり，心理的に受容的でなくなったりする傾向がある。

　本章では，精神分析的な洞察が，患者の理解や管理の上で，精神保健の専門家にどのように貢献するか概説する。スタッフは，無意識のコミュニケーションが，意味や理解を発展させまいとする反応やふるまいに自分たちを引きずり込む様子を理解することで利益を得ることがある。患者の心の病を否認したいと願う部分とスタッフが共謀するのを防ぐ一助にもなる。このような共謀が生じると，根底にある障害を考慮に入れずに臨床判断が下される危

険性が高まるし，患者が再発の危険性にさらされてしまう。同様に，管理職陣がこうした力動を理解して，スタッフの面倒をみるのも重要である。精神分析的スーパービジョンという専門的助言は非常に必要とされているし，事実，最前線に立つスタッフに，価値あるものと評されている，ということがわかった。けれども，精神分析的スーパービジョンは，スーパービジョンを担当する精神分析的心理療法士が，該当の患者群に関連した臨床経験を持っている場合にこそ，有益なものになる。

事　例

脅しに立ち向かう

精神保健チームの CPN が，女性患者 F さんの事例を報告した。

　F さんは，拒食症に罹患しており，餓死を目論んで，共同住宅内の自宅に閉じこもった。彼女は他の住人たちの健康を害する恐れが生じるほどまでゴミを溜め込む癖があって，そのため環境衛生官に通報が行くほどだった。F さんはこの看護師に電話して，希死念慮がある，死にたい，と告げた。看護師は患者宅を訪ねたが，F さんが玄関の扉を開けるのを拒んだため，扉についている郵便受け越しに，制限された状態で面談をおこなった。看護師は，F さんのことが心配だ，かかりつけの総合診療専門医（General Practitioner；以下 GP）に連絡して，在宅訪問診療を手配する，と言った。F さんは，もし GP と連絡をとったら看護師に対し法的措置をとる，と脅した。

　その後，弁護士が看護師に電話してきて，看護師が郵便受け越しに患者に話しかけたことを「嫌がらせの疑いで告発する」，そして看護師が「患者の人権を侵害している」と苦情を言った。数日後，看護師は F さんの弁護士から，「先の警告の通りである，いかなる状況下においても，F さんの GP に連絡をとるべからず」と念を押す手紙を受け取った。CPN は，起訴されるのが怖いから，F さんを助けるために何ひとつ行動できないように思う，と語った。CPN は頭がおかしくなりそうだと思った。というのも，一方ではケアする責務があって，F さんは明らかに病気，しかし他方では，適切と

思う行動をとったなら，訴訟の危険に瀕するのだから。

　ビオン（Bion, 1957）は，精神病的な部分と非・精神病的な（つまり健全な）部分の間の，患者の心の分割について述べた。心の精神病的な部分は，いかなる情緒的な接触，心的苦痛，意味なすものをも憎む。心のこの部分は，つらい葛藤や情緒に関する気づきをすべからく取り除くために乱暴な投影を用いる。患者の自我の非・精神病的な部分には，情緒的な苦痛と意味にまつわる神経症的な問題や葛藤について考えるという役割がある。患者の心は，ビオンが「葛藤，決して決着しない，……生の本能と死の本能の狭間で」と言い表した状態のさなかで，これら2つの状態の間を行き来する可能性がある（Bion, 1957, p. 44）。心の精神病的な部分が優位に立つと，非・精神病的な部分を断片化して投影し，現実との関係において自分自身について考える能力を蝕む場合がある（Bion, 1957）。自我の中に残された真空空間は，現実検討によってではなく，万能感や全知感に基づいた魔法のような考え方で満たされる。

　Fさんの事例では，心の健全な部分が精神病的な部分の人質にとられている様子がわかる。Fさんの健全な部分は，窮地に気づいてもらおうと，看護師と束の間の接触をしたが，精神病的な，きわめて残忍な部分が割り込んできて，その接触を攻撃した。そうした攻撃は，Fさんの希望にそむくなら，それは専門家としての義務違反行為だ，という言いがかりで看護師を脅すことによっておこなわれた。弁護士も，患者の精神病的な部分から発せられる，看護師の役割や権限を弱めさせるためのプロパガンダに従わされた。けれども，Fさんの健全な認識は，看護師のレジリエンスと大局的な臨床像を把握する能力が頼みの綱なのであった。看護師は直感的に，こうした脅しは患者の病の一部であって，Fさんの自我の健全な部分が人格の精神病的な部分の人質にとられている，と気がついた。現に，患者の心の健全な部分は，希死念慮を知らせる最初の電話のように，看護師との非常に限られた接触しか許されていなかったことがわかるだろう。

　Fさんのふるまいによって，看護師は身動きが取れなくなり，ジレンマに陥ったと感じる羽目になった。もし何もしなければ，患者の容態はさらに悪

化するだろう。もし行動を起こせば，Ｆさんの人権を侵害したかどで訴訟さ
れるだろう。身動きが取れないというこの感覚によって，看護師は，Ｆさん
の境遇に身を置くというのがどのようなものかを体験した。なぜなら，彼女
の病気の程度に注意を向けたなら，心の健全な部分が精神病的な部分に攻撃
されるのだから。Ｆさんの心の健全な部分からのメッセージは，精神病的な
部分に，言いがかりと攻撃によって蝕まれ，弱められたのだ。

　内的世界の力動が変化するに伴って，Ｆさんの精神状態が揺れ動く様子が
わかる。ある段階で，心の非・精神病的な部分は，Ｆさんを餓死させたいと
目論むきわめて残忍な精神病状態のさなかで身動きが取れなくなっているこ
とに気がついた。そのとき，この心の健全な部分は，自分を餓死させたがる
きわめて残忍な部分に掌握されているようだ，と看護師に知らせることがで
きた。けれども，この危険な状態をひとたび看護師に知らせてしまうと，彼
女は精神病的な内的構造に逆戻りし，引きこもって，問題があることを否認
した。そして，その精神病的な内的構造は，法的措置で脅すことによって看
護師との有益な接触を攻撃し，台無しにすることをＦさんに求めた。

　議論中に看護師は，一方では法的措置というＦさんの脅しに怖じ気づき，
身動きが取れないと感じたが，もう一方では患者をひとりで放っておくわけ
にはいかないとわかっていた，と語った。このディスカッションのおかげ
で，状況を臨床的に考えることができるようになったので助かった，と看護
師は述べた。彼女は，患者の精神病的な部分による脅しに立ち向かうには，
精神科医長の応援がいる，とも気がついた。その後，看護師は精神科医長と
一緒に在宅訪問診療をし，医長がＦさんに，精神科のケアに応じないなら，
精神保健法に基づくアセスメントを要求せざるをえない，と伝えたそうだ。
患者は応じることに同意し，精神科病院に収容する必要性は避けられた。

　かくしてスーパービジョン・グループは，根底にある精神病的な過程につ
いて考える余地を提供することによって，患者との難局にあたっていた看護
師を支えることができ，不安をかきたてられる，苛立たしいこの状況の意味
をみなで検討することができた。ひとたびＦさんの人格の，精神病的な部
分と非・精神病的な部分との間を行きつ戻りつする影響力について考えるこ
とができてしまえば，彼女の不可解な病状を理解することは可能であった。

スーパービジョン・グループは，看護師が精神科医長との結びつきを回復
し，それによってFさんの精神病の横暴な支配力から距離をとる助けがで
きた。看護師と精神科医の結びつきの回復が，Fさんの心の精神病的な部分
から発せられる脅迫や投影に持ちこたえうる，権威ある臨床構造を作った
（我々は，Fさんの精神病的なプロパガンダの支配力から自由になるために，
弁護士も何らかの援助が必要だろう，と話しあった）。患者の心を探究する
ことは，優れた精神保健実践の重要な部分であり，精神医療の専門家には，
これを人道的に実行するための権威と技量が必要である。精神病の本質と
は，自分が窮地に瀕していると認識することをひどく嫌う，人格の破壊的な
側面が，患者自身の健全さや，精神医療の専門家による援助の試みを攻撃
し，蝕む可能性がある，ということである。おりおりに，患者の心の非・精
神病的な部分は，精神病に打ちのめされる場合があって，その破壊性を，身
体的に行動化するのを余儀なくされて，自分自身や他の人々に脅威をもたら
す結果になる。そうなると，患者は（1983年版精神保健法のもとで）物理
的にコンテイン——すなわち収容され，薬物療法を受けねばならない可能性
がある。こうした介入は，心理的ケアの代用ではないが，患者を安全にケア
するために必要な場合がある（Alanen, 1997）。

否認と合理化

　急性期入院病棟の，ある病棟管理者が，男性患者Gさんの事例を報告し
た。

　　Gさんは26歳の男性で妄想型統合失調症があり，数週間前に精神保健法
　に基づき，その病棟に強制入院になっており，自分はイエス・キリストだと
　思い込んでいた。病棟管理者曰く，Gさんは攻撃的な調子で口をききがちだ
　し，人に命令して回るので，他患を動転させるそうだ。彼は女性スタッフに
　対し，性的に不適切なふるまいをするという。Gさんは，まるで女性スタッ
　フらがGさんをたまらなく魅惑的だと思っている，と信じているかのよう
　に，性的に遠慮のない調子で話しかけた。
　　数週間後，Gさんのふるまいは落ち着き始め，いつも偉そうな行動をとっ

てはいたものの，他患に対し攻撃的でなくなったように見えた。彼は，精神保健再評価裁定委員会の開催を求め，強制入院を不服と訴え，それが認められた。裁定委員会は，Ｇさんが病気であることには同意するが，治療を受けるために強制入院が必要であるとは考えられない，と言明した。

　この事例をスーパービジョン・グループに報告したとき，病棟管理者は，Ｇさんのふるまいは裁定委員会の後いくぶん悪化したと思う，と語った。彼はグループや作業療法に参加できる時間に起床することを拒み，昼頃までベッドに横になっていて，その後で病棟から外出したりする。夜遅くに病棟に戻ってくると，しばしばＧさんは，よりいっそうの脱抑制状態で，外出中にマリワナを吸ったのでは，とスタッフは疑っていた。しかるのちＧさんはデイルームに陣取って，深夜までテレビを観，夜勤スタッフと言い争いになる。病棟管理者によれば，Ｇさんが高飛車な調子で話すものだから，他患とのくだらない喧嘩が絶えず報告され，スタッフは「他患が誰も彼を殴っていないのは奇跡だ」と言っているそうだ。

病棟管理者によれば，Ｇさんは過去3年間に4度入院したそうだ。路上で，通りがかりの人に全裸で説法しているところを発見されて，精神保健法に基づき病院に連れて来られたりした。ひとたび病棟に入り，抗精神病薬を服用し始めると落ち着いた。けれども，変わることなく偉そうな態度をとり続けたし，他患やスタッフから距離を置いていた。そうしてＧさんは，強制入院を不服として訴え，認めさせ，数週後に退院してしまう。退院から数カ月すると，Ｇさんは地域精神保健チーム（Community Mental Health Team，以下 CMHT）に，もう経過観察は必要ないと告げる。さらに数カ月後また説法を始め，最終的に激しい口論になって，再入院になる。

　入院してしまうと，Ｇさんの精神病関連の陽性症状は，病棟スタッフが与える薬物療法やコンテインメントによって迅速にコントロールされる。けれども，精神病的な信念の作用が，Ｇさんのふるまいに影響をおよぼし続けていることは，他患やスタッフに対する高飛車な態度に明らかだ。強制入院が解除されると，Ｇさんは病棟を離れてマリワナを容易に自己投与することができるようになった。それがひいては，彼をますます「ぼんやり」させ，無

関心にさせ，引きこもらせる効果があった。自らの病状について，Gさんに実質的な洞察があったという実際の証拠はなかったが，精神保健再評価裁定委員会で発言しているとき，精神病的な考えを「黙らせて」おく程度には，自らの状況を十分に認識していた。患者は，病棟回診や裁定委員会では最善のふるまいをみせる，と精神保健の専門家が訴えるのはよくあることだ。こうした正式な会合における患者の病状は，病棟で看護スタッフに示す病状と著しく異なることがある。

　Gさんが精神病の陽性症状を，短時間なら，そして誘導的な質問に答える形でなら，隠しておける様子がわかる。彼は妄想についてあからさまには語らなかったけれども，現在進行形の妄想体系の影響は，彼のふるまいや，他者に対する高飛車な態度に明らかであった。Gさんは，あたかも自分は神の息子たるイエス・キリストで，通常の病棟ルールを超越しているかのように行動した。現に彼は，病棟スタッフが彼に特別な身分を認め，彼が望むものを，お礼も感謝も何ひとつ必要なしで与えることを期待した。病気の陰性症状も，彼自身や他者との有意義な接触から引きこもる要因になった。

　診断は，治療法や予後に関する判断の助けになるのだから，重要な臨床道具たりえる。ただし，アセスメントが現時点での臨床像だけに限局的に基づいていて，症状の有無に過度に傾注していると，経時的な患者の病状の変化に関し，重要な情報を見落としてしまう。精神病状態の診断においては，洞察の欠如や陰性症状の存在は，陽性症状の有無と同じくらい重要なことだ。業務を通じて受ける，心理的に心乱される影響力から自らを守ろうとして，精神医療の専門家が，患者との情緒的な接触から撤退してしまうという危険性は常にある。そのような撤退は，臨床像と根底にある人格構造の関係に対する好奇心が排除され，かなり機械的で，型にはまった考え方の形で表れることがある。病気と健康の区別は，患者の病状や，治療法および臨床的な責任に関する諸問題を分類するのに必要かもしれない。けれども，こうした考え方は，防衛的に用いられうる。診断というものは臨床家に，症状やふるまいと，患者の根底にある人格構造，来歴，考え方にまつわる疑問を結びつけようと思わせないのだから。

　精神病状態の患者は往々にして，自らの問題について考えるという「頭痛

のたね」から逃げ出したいと願うため，防衛として，自らの障害を見下したような態度をとるようになることがある（Sohn, 1997）。そうした患者は，自らに対する責任を，ケアしてくれる人やチームに投影する場合がある。看護師やその他の精神医療保健の専門家には，患者の疾患や精神障害にとりくむにあたって，患者の健全な部分と手を結ぶ，という任務がある。この結びつきは，援助や支援を必要としており，病気という現実や，自らの心が断片化していることを覆い隠すべく否認や合理化を用いる患者の心の精神病的な部分と衝突する。実際に，患者の心の精神病的な部分は，あらゆる障害や援助の必要性から距離をとろうとするため，精神保健の専門家が，患者自身の障害に対する見下すような態度の標的になることがある。

　上述の例でGさんは，彼が置かれている状況に心配も懸念も感じずにいられる，ドラッグ漬けでぼんやりと無関心な精神状態に引きこもった。それと同時に，看護スタッフは，病棟におけるGさんの無関心で「無責任な」ふるまいや，Gさんがリハビリに何の興味も示さず，作業療法や病棟グループに参加せず，好きなように行き来しているという事実に，どんどん苛立っていった。病棟管理者がGさんを「あたかも病棟をホテルであるかのように扱っている」と言い表したものだから，この苛立ちは，事例の発表にもにじみ出ていた。

　臨床業務に対する精神分析的なアプローチは，精神病症状や，人格の異なる部分間の関係を考えるモデルになる。それが，臨床家が患者の心への好奇心や興味を育むことに貢献する。精神病過程に関する論文において，ルーカスは，精神病的な患者が病気を合理化し否認する様について述べた。彼が「精神病的な波長」と呼ぶものを臨床家が受け入れようとし，周波数を合わせることの重要性も例解した（Lucas, 2009e）。チームがみなで，意見や着想について議論を始めたなら，どのようにして患者と新しい方法で手を結ぶか考え始めることができる。それが，妄想体系に付随する精神病的な独り言を，患者の心や考え方に関する，患者との対話に変える機会になる（Taylor & Lucas, 2006）。

　病棟管理者の逆転移にみられた苛立ちは，自らの病気に対するGさんの怠慢な態度や，病棟スタッフおよび患者らに対する高飛車な態度によるもの

だった。彼はその偉そうな態度を静かにさせておくべきときを知ってはいたけれど，その行動は，依然，妄想的な信念に心が支配されていることを示していた。そうした精神状態で，彼は，自分の人生をどう管理するつもりなのか，あるいは自らの精神疾患に対し何らかの責任をとる必要性について，考えるべくもないのだった。その代わりに，こうしたことを心配する責任をスタッフに投影した。まるで彼は，必要なことすべての面倒をみてもらうため雇ったスタッフと一緒に，休暇でホテルに滞在していると信じ込んでいるかのようだった。心の精神病的な部分から不安を投影して，彼は，自分は神と通じあっている，と想像し放題になった。それは，病棟スタッフの権限に耳を貸す必要がない，ということを意味する信念である。言い換えるなら，現実について彼独自の万能全知なる見解があって，それが不快な，ないしはつらい現実を遮断したのだ。現実からの要求に対処する能力に関する不安を何もかも，心の非・精神病的な部分がコンテインしていたのだが，それが病棟管理者に投影された。そのため，自我の中に真空が残されて，そこがGさんの精神病で満たされた。誇大的な情緒の状態が心的現実にまつわる欲求不満や不安を凌駕した，という精神病的な信念を表していた。

リスク評価における逆転移反応の重要性

次に示す報告は，タビストック・センターの教育プログラムのひとつにおける，セミナーでのものである。

ある高度セキュリティ精神科病院のプライマリー・ナースが，男性患者Hさんの事例を報告した。

Hさんは，殺人を犯した31歳の男性で，自分をどこか中等度セキュリティ・ユニットに紹介して移すよう求めており，その件に関する判断を多職種チームが検討中であった。発表者の男性看護師は，Hさんは依然として非常に危険だと断固考えていて，その要求は心配だ，と述べた。検討中のチーム一同がHさんに，将来に対してはどんなふうに考えているのかと尋ねると，共同住宅の自宅で一人暮らしをして普通の生活を送りたい，と答えた。
Hさんは，10代の終わりに，高齢の男性を殺した罪で実刑判決を受けて

いた。被害者は身を守ることができず，何時間にもわたってさまざまなサ
ディスティックな行為にさらされた。実刑判決以前に，Hさんには薬物濫用
と侵入盗の前歴があったが，暴力の前歴はなかった。刑務所にいる間に自殺
を命ずる声が聴こえ始めた。この声のことをスタッフに報せたあと，彼は他
の受刑者に深刻な暴行を加えた。Hさんは統合失調症に罹患していると診断
され，高度セキュリティ精神科病院に移送された。

　看護師の報告によれば，彼の父親は，Hさんが生まれる前に母親を捨てた
という。10歳のとき，母親はHさんのふるまいが手に負えないと悟り，そ
の結果，彼は親戚から親戚へとたらい回しにされた。ある叔父は，ちょっと
した不品行のたび，いつもいつも彼をぶった。Hさんは学校でいじめをする
ようになり，最終的に問題行動によって退学を命じられた。

　発表の時点で，Hさんはその高度セキュリティ精神科病院に9年間入院し
ており，その間，概ね平穏無事であった。実のところ，感情をまったく表に
出さないために，彼は始終病院内であちこちに移動させられていたし，その
間ずっと病状は低容量の抗精神病薬で保たれていたのである。セミナー参加
者一同は，看護師に，なぜそんなにHさんが今なお危険だと確信している
のか問うた。看護師は「Hさんには背筋が寒くなる。なぜなら，彼はあまり
にもよそよそしく，冷淡で，超然としており，高度セキュリティ病棟に入院
中に深刻な暴力は一切なかったという事実にもかかわらず，威圧的な人だと
も思うし，誰も寄せ付けないから」と答えた。私は看護師に，Hさんには何
か妄想的な信念があるのか尋ねた。看護師はHさんが妄想に言及したこと
は一度もないと言い，そして，彼の頭の中で何が起こっているのか窺い知る
のは難しい，と付け加えた。その翌週，看護師は，Hさんの記録をさらに調
べたところ，Hさんが最初に入院したとき妄想型精神病に罹患していたこと
がわかった，とグループに報告してくれた。彼の妄想的な考えの一部は，弱
かったり脆かったりする誰も彼もを殺すため，神が彼を地球に遣わした，と
いうものだった。看護師は，Hさんが，被害者に加えた攻撃の猛烈さについ
て罪悪感をみせたことは一度たりともない，とも述べた。

脆弱さの感覚への対処方法として，Hさんが，威嚇しいじめる叔父に同一

化している様子がわかる。最初に刑務所にいたときの自殺を命じる声は，恐ろしい罪悪感の認識にまつわる投影された希死念慮を表していた。この希死的な状態は，彼の心の中に逆戻りしてくる恐れがあって，それで次に被害者に投影されたのである（Sohn, 1997）。精神病的な部分で，彼は，具象的かつ大々的に希死念慮を投影しておいて，その投影の受け取り手を殺害することで，自分の心が希死念慮の脅威から免れられると信じ込んでいた。そうした脆弱で死を望む者たちを安楽死させるよう，神が自分に頼んだのだ，という妄想的な信念によって，その全過程がHさんの心の精神病的な部分において正当化された。このようにして，誇大的な妄想が，彼の抑うつ感や無価値感を隠蔽したのだ。病棟では，よそよそしく傲慢な態度で精神病を丸ごと覆い隠した。セミナーでの発表を踏まえ，看護師は，自らの懸念について臨床チームと話しあったが，チームのほとんどの者は，精神病の証拠はないし，Hさんはもはや危険をもたらさない，と考えた。

　数年後私は，Hさんが別の殺人を犯し，彼のケアに関する調査がおこなわれるところであると知らされた。彼は，中等度セキュリティ・ユニットから退院して急性の妄想状態に陥り，そのさなかに，ある高齢男性を殺したのだ。

　Hさんが，精神疾患も深刻な暴力の前歴もない，道理をわきまえた人間であるという自分像を売り込むことができる様子がわかる。スタッフや他患へのよそよそしく傲慢な接し方は，彼の疾病や他者へのリスクに関するスタッフの懸念に対する，見下すような態度を表すものだった。彼は妄想体系の中で，弱々しく無防備な人々を攻撃し拷問するために地上に遣わされた，と信じ込んでいた。その状態が，負わせた損傷に対する罪悪感や，自分の疾患とリスク因子を管理する責任から彼を守っていた。自らの健全さや，疾患およびリスク因子に対する責任感を投影しているということは，Hさんが依然として，顕著にリスクが高い，ということを意味していた。臨床設定のセキュリティ・レベルが変化したことと，それまで入院患者たる彼の機能を支えていた，コンテインしてくれる構造が一切合切取り除かれたことによって，彼の精神状態は壊滅的に悪化した。

　私の経験では，患者が利用可能な臨床設定やサポートの影響力は，意志決

定の際に，そしてリスク評価の際にも，過小評価されている。例えば，高度保護ユニットから通常の入院ユニットに，あるいは外来設定に移ると，自分の責任の増加によって迫害的な不安も強まるし，ひいては行動化の可能性も高くなって，多くの患者の臨床像は変化しうる。重要なスタッフとの関わりの喪失が，退院計画の際にほとんど考慮されないというのはよくあることだ。こうした事柄が無視されると，患者ただひとりで喪失感や将来展望に関する不安を抱えることになる。ひいては，退行的なふるまいに戻ることの先ぶれになることがあって，リスクを高める可能性がある。

　リスク評価は精密科学ではないし，あらゆるリスク評価手段は，一定の割合で偽陽性を生み出す傾向があるものだ。下衆の後知恵というが，事後になってから何事かを悟るのは容易なことで，重篤で永続的な精神疾患に罹患する人々は，本質的に予測不可能なことがある。けれどもアセスメントに関しては，Hさんの事例から学ぶべき重要な教訓があるだろう。ある種の患者は，心のさまざまな要素を臨床チームのさまざまな部分に投影する。こうした患者は，自らの心の望ましくない要素を一時的に取り除く投影の過程によって，本当に一貫性や分別があるという誤った印象を呈する可能性があって，そのためにアセスメントはことさらに難しい。臨床設定に変更があると，患者はコンテインしてくれる構造を失い，分裂して切り離していた投影が自我に戻って溢れかえり，葛藤や混乱をきたすため，こうした臨床像は，たちどころに崩壊しうる。

　分裂して投影する患者は，メンバー個人間あるいは職種間の対抗意識を察知するので，臨床チーム内に存在する分裂に敏感なことが多い。過度に序列的なチームでは，職階の下位のスタッフと上位のスタッフの間の隔たりも察知する。例えば，病棟清掃スタッフは，病棟医長が見るものとは異なった患者の側面を見ることが多い。患者は，さまざまなチームが特定の専門分野や心理学の理論的見解を特別扱いする様子に同調する場合もある。患者がチーム内に分裂を見つけ出して，そこに投影できる状況においては，それが臨床アセスメントや思考の盲点になる可能性がある。そのため，多職種スタッフの誰か特定のひとりや，ただひとつのアセスメント方法に頼っていることによって，全体像のうち重大な要素が無視される場合がある。

精神病的な状態の患者を扱う仕事において，逆転移は，患者の否認や合理化の内情を探ることができるので，大変有益な臨床用具になることがある（Garelick & Lucas, 1996）。臨床家にとっての悩みのたねは，患者が，精神鑑定や再評価裁定委員会の間は「しっかり」していて，臨床家の論理に訴える，情緒を削ぎ落とした合理的で論理的な思考ができる，ということだ。逆転移によって，臨床家は患者の根底にある情緒の状態に近づくことが可能になる。精神病的な状態をアセスメントするときには，著しい否認や合理化が精神病状態を偽装する場合があるために，逆転移はことさらに重要である。当然ながら，逆転移という証拠は，それ単体で用いることはできない。臨床上の証拠という他の情報源で裏付けられなければならないのだ。逆転移は，患者について別の見方で考えてみるよう，臨床家をそっと促すことがあるので，リスク評価の重要な構成要素でもある。実際に，チームの中で特定のメンバー誰かひとりが，患者の自殺や他殺を乞い願う側面に触れている場合がある，ということを覚えておくべきだ。この種のアプローチは，患者の否認や合理化のために臨床家の心から無意識のうちに忘れ去られたリスクがある，とチームに警鐘を鳴らすことがある。

　看護スタッフは，病棟アクティビティ中はもちろん，他患との関わりあいを通しても，「活動中」の患者を目撃することができるため，時間をかけて，患者の心理・社会的な機能をアセスメントするに適した立場にある。けれども，こうした障害にさらされることで，厄介な未消化の逆転移感情を体験することになる。このような感情が心に宿ると，精神医療保健の専門家は，限りなく寛容で思いやりがあるという専門家としての理想と，苛立ち，恐れ，嫌悪，憎悪さえも含む他の否定的な感情の狭間に囚われて，罪悪感や不快さを感じることがある。こうした感情は，あまりに主観的かつ個人的なものであって，ゆえに重要ではない，と棄却されることがある。その結果，逆転移感情や直感，つまり虫のしらせは，まるでその個人の問題であって，臨床上の議論においては重要でないかのように扱われる可能性がある。それはときには真実であるかもしれないが，専門家の直感や勘を一切合切却下すると，無意識の水準で，患者についての貴重な情報を臨床チームから奪うことになる。多職種チームの優れたリーダーは，患者がチームや個人におよぼす影響

力に関心を寄せるものだ。そうすることで，スタッフへの関心を示すばかり
でなく，さまざまな見方で臨床像を考えるきっかけとして，逆転移や直感的
な感情を活用することもできる。そうした感情は，単体では，意思決定を左
右するに十分ではないにせよ，無意識の過程や，臨床的な考えの盲点を警告
するものだ。例えば上述の事例において，看護師がHさんの冷徹さやよそ
よそしさについて感じていたことを，他の客観的な観察で裏付けることがで
きたなら，臨床チームの考え方に影響をおよぼすことができたのかもしれな
い。臨床像から，業務から受ける情緒的な影響を除外してしまうと，チーム
メンバー間の軋轢を生み，臨床像の重大な証拠が見落とされる可能性があ
る。

守秘の問題

　次の例では，スーパービジョン・グループでの議論が，スタッフのひとり
を逆転移の作用から解放し，患者に対する態度を変容させ，自由に思考する
余地を生んだ様子について述べる。こうしたアプローチの変化は，臨床像に
劇的な影響をおよぼしたようでもあった。
　資格を得てまもない，あるソーシャルワーカーが，女性患者Iさんの事例
を報告した。

　Iさんは退行した若年女性で，パーソナリティ障害があり，何カ月にもわ
たってその病棟に入院中だが，改善する気配はなかった。発表者の女性ソー
シャルワーカーに，患者の病歴を教えてくれるよう尋ねると，応えて曰く，
精神科チームはまったく知らないのだという。Iさんは，あまりに深く傷つ
いているからと言って，父親に性的虐待をされたこと以外，病歴を語ること
を拒んでいた。スタッフ・チームは紹介状から，Iさんがもう何年も，他の
いろいろな精神科サービスのケアを受けていることを知っていた。けれども
Iさんは，そうした他サービスに連絡してほしくない，と頑として主張した。
　スーパービジョン・グループでは，もし以前のサービスに連絡したら彼
女を裏切ることになる，とスタッフに感じさせることによって治療設定を支
配したい，というIさんの願望について話しあった。発表者は，自分たちが

Iさんに病歴を教えてほしいと頼んだら，彼女に心的外傷を負わせるだろう，とも言った。逆転移においてスタッフ・チームは，もし患者の願いに背いたなら，彼女の心の中で虐待した父親と化すだろう，と感じさせられていた。

Iさんは心的外傷を負った幼児的な状態を呈しており，その状態では，現実に関して受け入れ可能な見解はただひとつきり，そしてそれは彼女による見解だけなのであった。彼女は，その他のいかなる見方も，発症にまつわる彼女の見解を木っ端微塵に破壊するだろうと恐れていた。病歴は不明ながら，彼女はまるで両親はたったひとりの子どもしか愛せないと信じている赤ちゃんのようだ，と私は思った。まるで，2番目の赤ちゃんの誕生によって，生きるために必要な愛情を奪われる，と思い込んでいるかのようだった。ゆえに病棟で，発症にまつわる彼女の見解を，横暴にも保持し続けなくてはならなかったし，他の見解が現れることを許せなかった。こうした要求に応じることによって，病棟でIさんが赤ちゃんのような状態に留まることが可能になり，彼女の障害の源，すなわち2人目の赤ちゃんは，恐怖症的に怖がられ，病棟の外に投影された。この状態につきあうことで，スタッフはまるで，発症にまつわる見解はただひとつ，ないしは両親は未来永劫ただひとりの子どもしか愛せない，と同意したかのようだった。Iさんにとって，別の見解というものは，すべからく彼女に対する外傷的な襲撃になるのであった。

スーパービジョン・グループでは，病歴，他サービスの利用歴，恐らくは疎遠になった家族についてなど，より広範なアセスメントの必要性について話しあった。（現実について）他の見解が現れたなら，自分は取り落とされ，愛されえぬ子どもとして軽視されるという恐怖について，ソーシャルワーカーがIさんと話す必要がある，とも語りあった。たとえ彼女の病歴に関し，矛盾する説明があったとしても，そのことでスタッフ・チームが彼女を捨てたりはしない。

数週間後，ソーシャルワーカーがグループに報告したところによれば，医長および多職種チームとの議論を経て，以前の臨床チームに連絡をとると

いう決定がなされたそうだ。ソーシャルワーカーは，チームがもっと状況を把握しなくてはならないと言って，この問題についてⅠさんと話しあいもしたそうだ。Ⅰさんは，他サービスは嘘をつき，彼女が不利になるように歪めて情報提供するのではないか心配だと言い，大変に動揺した。スーパービジョンで議論済みだったので，ソーシャルワーカーはⅠさんに，病歴や治療について，他サービスが何と言うかに関心はあるけれど，発症にまつわる彼女の見解を理解もしたいと伝えた。すべての見方は一理あったり有益な視点を含んでいたりする可能性もあるのだから，さまざまな人々が何を考えたのか理解しようとする役目がチームにはある，と。ソーシャルワーカーは繰り返し，患者やその障害についてもっときちんと理解するために，できるだけ完全にこの状況の全体像を把握しようとしているのだ，と語った。

　チームのソーシャルワーカーが，Ⅰさんの以前のソーシャルワーカーに連絡をとり，複数の児童養護施設での患者の生い立ちを教えてもらった。Ⅰさんには，破壊的なふるまい，離婚，虐待の申し立てをした前歴があった。スーパービジョン・グループでのさらなる議論や，さまざまな情報を収集したことに助けられ，スタッフは，とても脆弱で心的外傷を抱えた恵まれぬ女性，という全体像を得ることができた。確かにⅠさんは，スタッフやサービスを操ろうとしたけれども，それは主に，彼女を取り巻く状況に対し，わずかながらでも手綱を握っていようとしておこなわれていた，ということも理解できた。養護施設から自立した後の人々向けの，適切な療養所に患者の世話を委ねよう，という計画が立てられた。患者がしかるべく退院になるまで，臨床像は更新され続けた。

　治療や守秘義務に関しては，精神保健サービスは，患者の希望を尊重することを求められている。けれどもサービスが，患者の臨床上の必要性を無視して，患者の要望や希望に字義通りないしは無検討に従うと，問題が生じる。Ⅰさんの事例では，有意義なアセスメントをするためにスタッフ・チームが情報を収集する方法を患者が支配していた。それはⅠさんの臨床ケアのさまざまな側面が，分裂され切り離されて，ばらばらにされたままである，ということを意味していた。患者の希望は尊重されるべきだが，患者の願望

と必要性が混同されると問題が生じる。精神保健の専門家は，精神状態の診察やリスク評価の一環として，可能な限り完全な全体像を寄せ集め，患者の障害を自由に探究する必要があるのだ。無理からぬことだが，私の経験では，より経験の浅いスタッフは，権威主義者とみなされることを恐れ，患者の希望に異議を唱えたり却下したりしたがらない。そのようなスタッフは，物事を正しくおこなうために，ガイドラインを意図された以上に具象的に解釈しがちだったりもする。

　スーパービジョン・グループでの議論や，その後の多職種スタッフによる病棟回診での医長との議論が，ソーシャルワーカーを，患者の希望に背けばすでに心的外傷を抱えた患者にさらなる外傷を与えるだろう，という逆転移的な恐怖の影響から解放した。その代わりに，チームは，ソーシャルワーカーの恐怖や確信にまつわる事柄を，臨床上の課題として議論することができ，それによってIさんとの意見の不一致を，彼女と臨床的に話しあう機会に変えることができた。つまり，Iさんにしてみれば，発症にまつわる見解はただひとつしかありえず，どんなものであろうとも，新しい見解は彼女の見解を破壊してしまう，ということについてだ。それは，ひとりの母親は子どもをたったひとりしか持てず，たったひとりしか愛せない，という考えのようなものだった。スタッフはIさんの見解を理解するけれども，それが物事について唯一の見方ではない，という考え方について彼女と話しあうことが大切であった。実際にスタッフは，発症にまつわるひとつの見解によって，必ずしも自動的に別のものを軽視したりはせず，発症にまつわるさまざまな見解を念頭に置いておくことができたのだった。

考　察

　精神障害を有する患者は，相手に，考えるな，行動せよ，というプレッシャーをかけるやり方でコミュニケーションをとることが多い。精神病的なコミュニケーションは，情緒的な理解を閉め出して，象徴的な反応を誘わない，具象的なコミュニケーションだけにしてしまう。境界例の精神病患者も，患者の内的モデルに一致したやり方で対象にプレッシャーをかける。そ

れによって患者は，対象の中にあると認識したい自己の側面をみな，対象が
コンテインしているという確約を得る。けれども，患者がスタッフ・チーム
に，あらかじめ定めた通りに反応せよとプレッシャーをかけていたとして
も，コミュニケーションの背後にある意味について，何の臨床的な思考や吟
味もなしに患者の希望が実行されたなら，問題が生じることがある。臨床
チームや管理者は，行動方針を決定する前にコミュニケーションを理解し，
吟味しなくてはならない。特に，患者のどの部分が，何の目的でコミュニ
ケーションしているのか，十分に考慮する必要がある。

　ひとつ目の臨床事例は，Fさんの心の精神病的な部分が，助けを求めてい
る部分を抑えつけようとし，しかるのち，もし患者の願いに逆らったなら法
的措置をとると言って看護師を脅して，看護師の行動を阻止しようとした様
子を示した。けれども看護師は，Fさんが，彼女を餓死させようとおびやか
す精神病的な暴君に，とうに支配されていると認識していた。患者の精神病
的な側面と非・精神病的な側面の間の力動的な苦闘を理解することは，看護
師が，その変動するコミュニケーションを理解することに力を貸し，もっと
も適切な行動方針について，精神科医長と議論し始めることを可能にした。

　スタッフが患者の具象的な要求に具象的なやり方で応じると，その根底に
あるコミュニケーションを見逃すことになる。例えばもし，精神保健の専門
家，精神保健管理責任者，ないしは精神保健再評価裁定委員会が，患者の希
望や苦情に無批判かつ無検討に耳を傾けたなら，患者による病気の否認と共
謀してしまう可能性がある。そうなると，ある水準においては，スタッフが
患者の障害の本質を見失ったと患者が感じることにつながって，患者に不安
を感じさせることがある。

　2つ目の臨床事例では，Gさんが，裁定委員会の間，精神病的な考え方の
程度を覆い隠すことができた様子がわかる。けれども強制入院が解除されて
しまえば，患者の心の精神病的な部分は，再び思うままに威力を発揮し，患
者のふるまいや精神状態の悪化につながった。精神保健法に基づく精神病院
への強制入院は，患者の精神病状態の程度を認識してのことだ。患者の心の
精神病的な部分は，強制入院に反論するかもしれないが，健全な部分はとい
えば，患者の問題はしかるべくコンテインされねばならぬほど重症であると

精神保健制度が理解している，と心強く思うことがある。

　心の精神病的な部分に患者が支配されているとき，非・精神病的な部分は，精神保健の専門家の助けを求めている。その助けとは，精神病的な部分を管理する上で生じる問題について，時には非・精神病病的な部分に語りかける，ということだ。本人や他者にとって確かに危険であると考えられる場合は，おりおりに患者の希望に反し，精神保健法のもとで精神科病院に収容したり治療したりしなければならない可能性がある，ということでもある。フロイトは，無意識には時間というものがないと考えた。症状は，消えたように見える場合でも心の無意識の部分に残っていて，いつでも抑圧された状態から戻って来る可能性がある。特に，その人がストレスにさらされているときにはそうだ。こうした理由により，最善であるのは，見たところ明らかではない精神病が，まだ患者の思考や行動のどこかに存在しているかもしれない，と想定することである。患者は，たとえ今現在は顕在でなくても，人格のさまざまな側面を，専門家の心の中に持っていてもらうことが必要な場合がある。

　3番目の臨床例では，病院内でHさんが，長期にわたって自らの精神病の性質を隠しおおせた様を示した。Hさんが引き起こした脅威は，逆転移の中で看護師に察知された。けれどもあいにく，臨床チームによる事例のアセスメントでは注目されなかった。

　重篤で永続的な精神障害に罹患する患者には，その障害を長い目で見るサービスが必要である。心理的，医学的，時に物理的なサポートをくれる環境も必要だ。患者は，人生のさまざまな段階，疾患のさまざまな段階を移りゆくに伴って，精神保健制度の色々な部門間を渡り歩く可能性がある。各サービスが互いに連絡をとりあうのは必要不可欠なのだから，守秘に関する通常の規則は，臨床上の必要性に応じて無効にされなくてはならない場合がある。同様に，患者には，その心の種々の側面を分裂して切り離し，臨床チームや制度のいろいろな部分に投影する可能性がある，とチームが理解していることも必要である。このことが理解されなくては，スタッフ間や，さまざまな臨床チーム間で，無益な分裂の原因になることがあり，患者を理解したり管理したりする上での問題を悪化させる可能性がある。

4番目の臨床事例では，Ｉさんがチームに，かつて彼女のケアを担っていた精神保健サービスと連絡をとるのを思いとどまらせることによって，臨床状況を支配しようとした様子がわかる。スーパービジョン・グループは，その支配的な態度の背後で意味しているだろうことだけでなく，臨床状況に対する万能的な態度を焚きつける様子も指摘することができた。分裂や投影をする患者は，サービスや専門家が互いに連絡をとりあったら，徒党を組んで襲いかかってくる可能性がある，と恐れている場合がある。けれども臨床像を統合することは，優れた精神保健の仕事には不可欠なものだ。実際に患者は，さまざまな専門家や機関が互いに話しあうと安心することが多い。このことが，精神保健制度に対する患者の万能的な支配力を減じさせ，ひいては，専門家が臨床像の理解を深める役に立つのだ。

　精神保健の専門家は，精神分析学の考え方を，患者を理解するために，そして障害を有する患者を支援するために活用することができる。このような理解は，専門家の関心をそぐ作用を持つ場合がある奇妙なふるまいやコミュニケーションに瀕してさえ，専門家が患者に関わり続け，患者に対し情緒的に応答可能であり続ける助けにもなる（Martindale, 2007）。精神分析的スーパービジョンは，スタッフが，このようなさまざまな症状やコミュニケーションの形について考えるためのモデルになる。何よりも，重篤で永続的な精神病に苦しむ患者には，人間的で，好奇心旺盛で，人間としての患者に関心があり，奇妙なふるまいの陰に隠された人間的なコミュニケーションを見通そうという意志があるスタッフが必要なのだ。精神医療現場における精神分析的スーパービジョンは，臨床的な思考や探究を支える臨床構造を提供し，患者のコミュニケーションの根底に潜む意味を探し求め，患者と臨床家の関わりにおける治療的な要因を支えることができる。

第3章

気が狂いそうにさせられて
境界例の理解へ

　境界性パーソナリティ障害（borderline personality disorder；以下 BPD）
は，不安定な対人関係ならびに自己イメージが特徴で，自信に満ちた期間か
ら絶望の期間へと，気分の変動パターンがあることが多い。こうした変動
は，拒絶や批判の感情に関連していることがあって，自傷や希死念慮につな
がる可能性がある。BPD を有する患者は，高水準で併存症もあり，精神科
や急性期病院の救急サービスの頻回利用者だ。境界性パーソナリティ障害
は，人口の1パーセント弱に存在し，若年女性において診断されることが一
般的である。時間の経過とともに回復する者もいるが，生涯を通じ，程度の
差はあれ，社会的および対入関係上の困難を引き続き体験する者もいる。

　入院と地域内，両方の設定で，精神保健の専門家にスーパービジョンや教
育をおこなっている私の経験から言えば，境界例と言い表される患者は，精
神保健チームに，もっとも困難な臨床上の頭痛のたねを与えていることが多
い。実際「境界例」という用語は，診断とは関係なく，難題を課す患者のこ
とを侮蔑的な言い方で表すために用いられることがある。精神保健チーム
は，その患者が精神保健サービスに不当に虐げられ，誤解されていると考え
る者と，その患者は操作的であり，「本物の」ないしは治療可能な精神疾患
がみられないのだから退院させる必要があると感じる者とに，しばしば分か
たれる。チーム・メンバーの者たちが，こっそりと，本当にこの患者が好き
ではないとか，この患者には「気が狂いそうになる」とか，この患者と仕事
をするのは無理だと思うとか言う場合がある。

　それでは，なぜ境界例の特徴がある患者は，それほどに難しいのだろう
か。そしてなぜ彼らは，それほどに精神保健サービスにとって頭痛のたねに

なるのだろうか？　本章は，こうした問いに答え，精神分析的なアプローチが，どのように他の治療法を補完し，こうした複雑な臨床像を考えるために有益なモデルとなるか検討することを意図する。実際に，患者に対する専門家の気持ちは，臨床課題の本質について，かけがえのない情報源であることがある。「最前線」に立つ精神保健の専門家には，患者たちの具象的なコミュニケーションに瀕しようとも，心理的に関心を抱く心立てを育み，維持するために，適切な臨床訓練や継続的なスーパービジョンが必要であることも論ずる。この手のサポートは，患者が行動化する危険性ばかりか，専門家による義務違反行為の危険性を減らす助けができる。スタッフに対する有害な苦情申し立ての数や，そのような申し立てが臨床チームに与えうる破壊的な作用を減らす場合もある。このようなサポートなしでは，これらの臨床的な難題が，患者の治療，ケア，回復を，深刻に阻害することがある。

　本章で述べる患者はみな，同情，混乱，怒り，絶望，罪悪感などが入り混じった，強い感情を引き起こした。こうした見方は，正式な病棟回診で表明されたり，カルテに記載されたりすることはなかったが，その影響力の証拠は，患者に対するスタッフの態度にみられた。スーパービジョン・グループで，スタッフは，この患者は虐待の犠牲者だと言うかもしれないし，「あの患者は注目を惹こうとしている」「操作的だ」「精神的な疾患ではない」などと，かなり道徳的な論調になるかもしれない。精神分析的スーパービジョンは，転移・逆転移関係を臨床実践の中核に据えることで，患者の強力なコミュニケーションに喚起された感情について，スタッフが考える助けになるし，こうした感情を単に主観的だとか批判的だとかいって棄却するのではなく，臨床的な証拠として活用できるよう，消化し理解するのを助ける。患者の投影による，臨床家の心に対する有毒な作用を減らす一助にもなるし，ひいては報復的ないしは躁的な臨床判断を減らす役に立つ。

　精神状態の一部として境界例の特徴を有する患者は，理解し難いことがある。こうした患者は，一貫性があって洞察力があるように見える状態から，解離して精神病の瀬戸際の状態まで，さまざまな心の状態を素早く行き来するからだ。例えば，私が個人心理療法を担当していたある患者は，午前中は看護師として忙しい病棟で働き，午後になると自傷や過量服薬をして，患者

として別の病院の救急外来にいるのであった。このような精神状態の患者
は，拒絶されることに極度に敏感なことがあって，「ケアの終わり」がちら
りとでも言及されようものなら，その治療計画に患者が合意したかどうかに
よらず，さらなる行動化につながることがある。現に患者が改善しつつある
と考えることさえ，もっとも容赦ない破壊的なふるまいの大氾濫を誘発し
て，治療計画を何週間分も，あるいは数カ月分さえも遅らせることがある。
彼らの行動化の深刻な，時に暴力的な性質は，彼らのふるまいの責任を，精
神保健の専門家が一定期間背負うことを余儀なくさせる可能性がある。けれ
ども，こうした危機的なエピソードには，患者の自立性や，独自の考えを持
つ能力を尊重してほしいという，患者の要求が伴っていることがあるのだ。
精神保健の専門家は，患者の病状の揺れ動きに困惑させられ，苛立たされる
ことがしょっちゅうだ。ある瞬間には，まるで患者が自分で自分の面倒をみ
ることなど期待できないかのように，患者の自傷的なふるまいの責任を負う
ことを期待される。次の瞬間には，その同じ患者に，まるで自分で自分の面
倒をみる能力がない子どものように扱った，と責められる。例えばある患者
は，平日には1対1の病状観察を確実に続けさせるために行動化しておい
て，週末になると病棟から外出させるよう頼んでくる。
　こうした病状は，なされた要求の矛盾した有様に対する専門家の憤慨につ
ながることがある。当然のことながら，スタッフやサービスは，「火線」こ
と戦場の最前線に取り残されたくないので，そのような患者から身を引い
て，彼らをなだめるか退院させて他のサービスに回すかいずれかを目指すこ
とがある。一方でスタッフは，患者の治療可能性や臨床上の必要性を疑問視
し，患者に説教し始めるという，防衛的な態度の陰に隠れる可能性がある。
退院させることを正当化すると同時に，罪悪感や挫折感から専門家を守るた
めに，しばしば用いられる主張だ。もう一方で，患者は強力な救済空想を惹
起することもあって，これは境界侵犯や，専門家の深刻な義務違反行為とい
う事件の一因になることがある。境界例の患者は高水準のケアや注意力を要
求し，サービスに大きく依存している可能性がある。それと同時に彼らは，
屈辱感ないしは拒絶される感覚に極度に敏感な場合がある。実際に，受けて
いるケアに対して批判的になり，ケアが無神経だとか虐待的だとか訴えるこ

とがある。ある意味では，虐待された，ないしは誤解されたと訴えているのは，実は正しいのかもしれない。彼らの行動や投影の乱暴さは，他者に暴力的な反応を誘発することが多いのだから。

　境界例の患者は，通常，内的葛藤や不安にたやすく打ちのめされる，もろい自我を有する。その心は理想的な自己だけを支持し，不完全さに不寛容な，かなり迫害的な超自我に支配されている傾向がある。その思考は，妄想・分裂的なふるまいや，理想化と侮蔑の間の分裂が特徴で（Patrick, Hobson, Castle, Howard, & Maughan, 1994），投影性同一視を多用する場合がある。投影性同一視とは，メラニー・クラインの用語で，心の一部が空想の中で外的対象に投影される有様をいう（Klein, 1946; 本書第 1 章を参照）。

　この脆弱で迫害的な内的状態では，いつでも自我や対象が断片化する恐れがある。そうなると患者は，迫害的な不安にたちまち打ちのめされる。そのため自我を，理想的な側面と望ましくない側面に分裂させ，問題を排出しようと試みて後者を他者に投影する。投影は乱暴で具象的で大々的な性質をもつ。その受け取り手に強い影響を与えることをもくろんでのものだ。現に境界例患者は対象に，確かに投影が標的に到達したとわかるように行動することを求める。そうすれば，自己の望ましくない部分がいまや他者の中にある，という安心が得られるからだ。排出と投影の過程には，対象が具象的な方法で反応せざるをえない行動を伴うことも多い。このような行動と反応の悪循環が，スタッフと患者を互いに対立的な立場に追い込んで，その結果，根底にある葛藤や問題を曖昧なままにしてしまう。

　論文「傲慢さについて（"On Arrogance"）」で，ビオン（Bion, 1958）は，境界例の精神病状態にある患者は，一次対象との関係において破滅的なブレイクダウンがあった証拠を呈している，と述べた。それはまるで母たる対象が，乳幼児の言語習得以前のコミュニケーションを理解して消化することができなかったかのようだ。未処理の体験の意味を理解することを手伝って，健康な自我の礎となる良い対象を内在化する代わりに，乳幼児は「自我破壊的な超自我」を内在化する。つまり，あらゆる情緒的な結びつきや体験を憎悪する超自我だ。この種の内的対象は患者を迫害する。しかるのち，これが破壊的な自己愛構造の一部になることがあって，内的・外的現実に直面する

のではなく回避するための，万能的な躁的防衛を用いる。

　拒食症と境界例の特徴を有する，ある患者が，看護スタッフのひとり（何年も病棟に勤続し，模範的な業績の女性）が，患者のことをゆっくりと自殺していると言って非難するという，専門家らしからぬふるまいをしたと苦情を申し立てた。何年にもわたる複数回の入院にもかかわらず，患者の容態は悪化していた。この苦情を受けて調査がおこなわれると，看護師は，患者が自分を嘲るように笑っているのを見て動揺し腹が立った，と述べた。さらには，患者がどんどん痩せていって，治療しケアしようという自分たちの試みを蝕んでいっているかのように感じたと語った。彼女は，勤務が明けて下の階まで降りたが，病棟にとって返し，患者に「自殺している」と言ったことを認めた。看護師は，苦情申し立ての結果，懲戒処分にて別の病棟に異動になり，患者はといえば，数年後に餓死した。

　この例で患者は，自殺行為のような拒食症との関係から距離をとろうとする苦闘にまつわる懸念の何もかもを投影した。その結果，患者を，そして生きることへの患者の欲望を生かしておくという責任を看護師が感じることになった。患者は，こうした欲望，葛藤，不安を，看護師に首尾よく投影しておいて，看護師や，その思いやりある態度を嘲りたい放題であった。患者は，嘲笑することで，生きることに対する欲望，不安，葛藤に対する侮辱を伝えてき，いまやそれらは看護師の中に存在しているようなのだ。この精神状態にあって，患者は生きていることに伴う苦痛や葛藤に打ち勝ったと感じ，拒食症状態というきわめて有害な万能感とひとつになる。ケアに対する患者の嘲りや，生きることに対するサディスティックな攻撃を思い返すと，看護師は憤怒で一杯になる。生きようという欲望や願いの大々的な投影の末に，患者の疾患とのきわめて有害な関わりあいのさなかに自分が置かれた，と彼女は正確に認識している。問題は，そのきわめて有害な状態に関する不安にあまりにも打ちのめされ，生きることに対する患者の嘲りにあまりにも激怒させられたので，きわめて乱暴に投影されたものを患者に押し返したくなった，ということである。すると患者は，当然ながら，心的現実をもって

患者を暴行したかどで看護師を非難するのだ。

　けれども，生きていたいと思う自らの部分と，至急，患者は手を結び直さなくてはならないと看護師が考えるのも，また正しい。生きたいという願いを患者がスタッフに投影し続けるなら，患者は拒食症とひとつになったままだろう。患者の万能的な防衛との結びつきに直面して，スタッフは挑発され，無力であると感じる場合がある。それゆえに，万能的な治療法をあてにしたアプローチを用いて「患者を救済する」という願望が引き起こされることがある。上述の事例で，看護師は，患者が自分の疾患に関する「真実」に直面させられる必要があると考えた。けれども双方にとってつらい真実であったのは，万能的防衛は切り離せないし，否認したり魔法のごとく除去したりもできない，患者を強引に現実に直面させることもできない，ということだ。その代わりに患者は，現実に耐えうる自らの部分と，万能的な防衛に頼ることを手放す心の強さが自分にはないと感じている部分との間で苦闘していることを，看護師や精神保健チームに理解してもらう必要がある。回復は，理想的な自己から自分自身を切り離し，その喪失を悼む能力次第なのだ。その結果，生きていることにまつわるありきたりの不安に患者がさらされ，患者は，そうした不安に対処する準備ができていないと感じる可能性がある。

　心的現実の要求に対処する患者の能力は，治療過程において揺れ動き，発達する期間があるかと思えば退行する期間もある。このような，患者の心理的応答可能性の揺れ動きは，回復の周期的サイクルの必然的な要素だ。こうした苦闘は，看護師と患者の両者に治療の成果にまつわる不安を味わわせ，それが両者ともにとって耐え難いことがある。ローゼンフェルド（Rosenfeld, 1971）は，患者のなかには，万能的で躁的な解決策を用いてその人を心的苦痛から守ろうとする，内的な破壊的自己愛構造を作りだす者がいる，と述べた。上述の患者は，依存や喪失という難問に打ち勝つ方策として，拒食症とのきわめて有害な結びつきを築きあげた。専門家は，患者が自分たちを「苛立たせ」てのけ，あまりにも強烈な感情を誘発させるため，自分たちの体験を省察する能力を失って，患者になにがしかを押し戻したくなる。その気持ちを言い表すために，専門家は「境界例」という用語を用いるのだ，と私は

64

気づいた。訓練やスーパービジョンの助けを借りれば，看護師やその他の専門家は，患者の考え方に周波数を合わせることができ，より多くの接触，より深い理解が可能になる。それによって，スタッフの欲求不満や行動化を減らすこともできる。治療状況内における行動化は，精神保健の専門家と患者のコミュニケーションによる，強大な無意識の力の必然の帰結である可能性があるけれども，スーパービジョンや省察的実践は，スタッフがこうしたコミュニケーションの影響力から距離をとり，客観的に考える能力を回復する助けになるのだ。その結果，実演や行動化がエスカレートしていく傾向を減ずる可能性がある。

境界例の特徴を示す患者における臨床上の現象

妄想・分裂的な思考

　境界例の特徴を有する患者は，抑うつポジションの端，ぎりぎりのところで機能している。けれども彼らは，理想に到達できないという落胆や喪失に直面すると，迫害されたと感じて，妄想・分裂の精神状態に退避することがある。完璧さや失敗に関する不安で頭が一杯になり，自分自身ないしは他者の技量を大局的に検分する能力を失う。黒か白かの考え方や，融通のきかない分裂に心が支配されるようになる。自己の望ましくない側面を対象に投影する。以下に示す題材が実例である。

　入院ユニットに勤めている女性のスタッフ・ナースが，希死念慮のある男性患者で，仕事に献身するソーシャルワーカー，Ｊさんについて報告した。

　　Ｊさんは，職場で昇進できなかったことを契機にブレイクダウンした。彼は，いかなる形の弱さをも憎んでいるという。なぜなら世界はＡ級（強くて有力な人々）とＢ級（弱くて無力な人々）に二分されると考えているからだ。入院させられている自分はＢ級になったから，自分が憎い，と彼は言った。
　　Ｊさんの家族はみな原理主義キリスト教教会の教会員で，父親は，己の人生を他者の世話に捧げるべきだと信じていた。実際，父親は恵まれぬ人々を

助けるために，自分たち家族は欧州の貧しい地区に転居すると言って聞かなかった。この転居のせいで，家族は常に財政的な大惨事の瀬戸際に置かれることになった。父の教会には，「最後の審判の日」に，神が選びし人々は天国に招き入れられ，信者でない者はみな取り残される，という信仰があった。10代の頃Jさんは，父の信仰が母や他の家族のみなに少なからぬ心痛をもたらしていると気づいたので，自分なりの心のあり方を育くみ，父親の信仰に反逆し始めた。けれどもJさんは，父親の宗教を疑った帰結として断罪されるだろうと考え始めたため，こうした展開は不安につながった。高校を卒業して大学に進学すると，この不安は増大した。大学で彼は，神に反逆した無神論者*の女性と恋愛関係になり夢中になったが，彼女は突如，予期せず，自殺してしまった。自殺を契機に，Jさんは抑うつ的になり始めて，亡き恋人は信者でなかったから煉獄に送られるだろうと考え始めた。そして，彼女の自殺の責任は自分にある，彼女をキリスト教に転向させてつれ戻し損ねたのだから，という考えを発展させた。

　プライマリー・ナース曰く，Jさんはとても受け身的な一方，彼女の時間や努力を要求してもいるそうだ。自分は彼のために十分やっていない，つまりは何か間違ったことをしているに違いない，と頻繁に感じるという。長期休暇や非番の日のあと，特にそう感じるそうだ。休暇明けに病棟の業務に戻ると，数人のスタッフから，彼女が帰ってきてよかった，「あなたの」患者が駄々をこねていたから，と言われる。彼女は，Jさんのために十分なことは絶対にできない，という気持ちを力説するのだった。

　Jさんは，キリスト教の信仰を捨てたけれども，理想化と迫害という分裂した世界を内在化していた。つまりそれは，父親の原理主義者の信仰を反映した世界である。彼の内なる世界には，父親の考え方への完全なる献身を求める強大な父親像があった。理想的な状態に対していかなる疑義をも抱けば，報復や懲罰にまつわるすさまじい恐怖につながった。その結果Jさん

---

*　例えばオランダの画家ピーテル・ブリューゲル（1525頃-1569）の絵画「反逆天使の墜落」（1562年，ベルギー王立美術館蔵）を想像のこと。

は，父親の理想から離れて自分で考えることは危険だと感じた。かくしてJさんは葛藤に陥った。すなわち，もし父親の命令を受け入れて，他者の無私なる世話に隷属的にその身を捧げたなら，彼は自分自身の心を諦めなければならないだろう。もし父親の理想に反逆し，自分なりの結論に至ったなら，父から見て失敗した者になり，罰せられ，天国から煉獄に追放される危険がある。このような閉所・広場恐怖的な精神状態は，父親の理想にとらえられて押しつぶされる閉所恐怖的な不安と，父親の愛や注目，庇護を失うことの広場恐怖的な不安の狭間で，彼を立ち往生させた。

　Jさんとプライマリー・ナースの間のこうした内的葛藤は，外在化され，病棟で劇化された。Jさんは看護師に，逆転移を通して，彼女は十分彼に献身していないし，どれほど彼を気にかけているか立証できるほど十分努力していない，と感じさせた。このようにして彼女はJさんの要求に閉所恐怖症的に拘束され，彼の境遇に身を置くというのはどのようなものかを体験させられたのだった。

　スーパービジョン・グループは，看護師が，理想的なケアを提供しなければならない，さもなければ患者を見捨てることになる，という感覚から距離をとる助けができた。看護師は，投影性同一視の過程を通して自分に投影されていた，患者の内的世界の迫害的な側面を内在化していたのだと気がついた。自分の献身や心づかいを立証しようとすればするほど，彼女と患者は，ますます互いが互いを理想化する心的監獄に囚われた。このようにして，2人の関係は患者と父親の関係を反復していたのだ。

　スーパービジョン・グループは，患者に関する気持ちを吟味するための精神的な余地を看護師に提供した。その結果，彼女は逆転移という窮屈な精神的罠を脱出し，より現実的かつ客観的に，患者のことを考える能力を回復できた。それには，彼女がJさんを精神疾患から救い出すことで救済する，という考えを手放すことも伴った。そしてグループは，患者の精神病理について，みなの理解を深める道具として看護師の逆転移を用いることができた。

　境界例の患者は，時に無意識的に，自らの自我を分裂させていくつかの側面を対象に荒々しく投影する。それが自我の統合を難しくする。このようにして，分裂され切り離された自己の一部は，外的対象の中に置かれ，そして

今度は，その対象を支配しなければならない羽目になって，患者は，安定した自己同一性を確立するどころではなくなる。その結果，自分自身であるという感覚や，自分が感じたり考えたりしていることを失う。安定感を手に入れるためには，彼らは宿主たる対象に，投影された自己の側面に準じてふるまってもらわなくてはならない。ゆえに彼らは，他の人々を，彼らの代わりに何かを経験する立場に押し込むことで支配しようとするか，さもなければ他者を挑発して，彼らが定めた脚本に準じて反応するようしむける。このような精神構造が，患者の，対象に対する，要求がましく，支配的で，価値を切り下げる態度の主な原因である。同様に，脱・人格化や脱・現実化の体験もこのことによって説明できる。他者に対する支配の度合いは，いろいろな意味で，患者の自己感覚の脆弱性と不安定感に関連している。このような根底にある心もとなさは，首尾よく否認され投影されることが多い。レイは，こうした患者は，いろいろな意味で「有袋類動物の袋」のように機能する，支持的な心理構造を探し求めている，と考えた（Rey, 1994）。そのような投影性同一視の強烈さときたら，患者が，まるで自分は対象の中に住んでいるようだ，したがって，自分が対象から離れることはできないのだ，と感じる可能性があるほどである。

具象的で魔法のごとき解決策ないしは治療法の一部としての強大な人物像との同一化

　長期的な精神障害を有する患者は，自分は損傷を負っていて，なにがしかの魔法のような超人的解決策なしには健康な状態に戻ることができない，と恐れていることがある。自分自身や他者を修復しようと試みて，おりおりに患者は，強大な人物や理想像との具象的な同一化を発展させる。時には誇大的あるいは躁的な要素があるもので，いわば「軍服を着る」ような種類のものだ。けれども，そうした同一化は不安定な場合があるし，何か問題が生じるとたちまち機能しなくなる可能性がある。

　あるCPNが，スーパービジョン・グループで，女性患者Kさんの事例を発表した。

Kさんは22歳の医学生で，自殺企図および自傷行為の2年間の病歴があった。CPNによれば，CPNとそのチームは，患者を訓練課程に戻そうとしているが，そのたびにKさんは自傷し始めたり，自殺すると脅し始めたりするという。死にたいという考えにKさんが打ち負かされたのは，医学の訓練過程の3年目，女性病棟の患者たちの病歴をとり始めたばかりのことだった。彼女は深刻な自殺企図をして，精神科病院に入院した。退院後，医学訓練課程に戻ろうとしたが，彼女自身，自らの疾患や入院を許せなかった。しばらくして，通っていた医学校が，彼女の訓練を中断するつもりだと言ってきた。そのあと，自傷行為が増えた。頭の中で，「医者としての訓練に失敗した，自殺した方がいい，いまや人生に意味はないのだから」という声が聴こえていた。

　Kさん曰く，大学入学前，学校で何か失敗するたび，母親はいつも彼女を心苦しくさせた。Kさんが生まれたあと，母親は産後うつ病に罹患していた。母親は飲酒するようになり，子どもの頃，両親はずっと言い争っていた。最終的に両親は別居して，母親のアルコール依存症はさらに悪化した。CPNが言うには，チームは，Kさんを医学校に戻すためにあらゆることを試みたが，また失敗するだろうと恐れていたそうだ。CPNは，患者はさらに自殺の危険性が高くなるのでは，とも心配していた。

「境界例の特徴」を有する患者の多くは，崩壊した幼少期を過ごしており，両親像はもろかったり傷を負っていたりで，健全な情緒的発達に必要な，情緒的・心理的なコンテインメントが存在しなかった。彼らには，欲求不満に耐えたり，人生の情緒的な側面を象徴的に考えたりする能力がほとんどない場合があるし，彼ら自身の，望ましくなかったり我慢ならなかったりする側面を分裂して切り離し，投影する傾向にある。このような分裂や投影は，その過程で自我を消耗させるので，現実と突きあわせて自分自身の認識を検分したり，体験から学んだりする能力をいっそう妨げる。その結果，直ちに満たさなくてはならない迫害的な感情や要求に打ちのめされがちで，複雑な「抑うつポジション」的な考え方を保持しておくのが難しいことがある。彼らは，ある特定の自己の側面の否認や投影，および他者の理想化に基づいて

自己同一性を発達させる傾向にある。そしてこのようなもろい構造は、他の人々に、患者自身の手に負えない側面の宿主という機能を果たすことを求めるのだ。

　医師として訓練を受けたいというKさんの願いは、母親の抑うつや、母親の疾患に関する自らの抑うつを治したいという彼女の願いに心的に関連していた可能性がある、と私は考えた。子どもの頃、自分は母親が欲しかったものではない、自分は母親の気分を良くすることができない、と彼女は感じていた。その結果、彼女は患者たちの疾患を治し、家族の誇りを回復できる強くて有能な医師として、訓練課程を重んずるようになった。けれども女性病棟で、患者たちの症状の慢性的な本質を見たことで、理想的な娘であろうとする努力では治せないだろう、慢性的で気の滅入るような母親の症状が思い起こされて、こうした信念はたちまち崩れ去った。その結果、Kさんは絶望にくずおれた。自己嫌悪の水面下にあったのは、母親の疾患の責任は自分にある、と強烈に感じさせた母親への憎悪であった。理想的で力強い医者像と同一化しなくては、自分自身の損傷を負った側面に取り囲まれてしまって、自分は無能で母親を治せないと感じた。

　スーパービジョンでは、CPNが体験していた、何としてでもKさんを医学の訓練課程に戻す、というプレッシャーについて話しあうことができた。それはまるでCPNが、彼女の障害に対する唯一の解決策とは医者という制服をもう一度着ること、さもなければ彼女の人生は生きている価値がない、というKさんの具象的な信念に同意したかのようだった。できるだけ速やかに医学校に戻れるように、看護師が自分を助けなくてはならない、とKさんは感じていたのだから、大変に時間に追い立てられてもいた。Kさんは、理想的な対象になる過程で、とうに時間を無駄にしてしまった、という事実を憎んでいた。CPNは、患者から離れているときはいつでも、治療過程を減速させていて、前進するために必要な時間やサポートをKさんから奪っている、と感じさせられた。逆転移において、看護師は、もしKさんを理想的な状態に回復させることに失敗したなら、Kさんの内的世界を支配していたのと同じ、手厳しく責め立てる人物像に批判されるだろうことを恐れた。看護師は、Kさんから離れて自分の時間を持つことを、心苦しく思わ

されてもいた。スーパービジョン・グループは，CPN が，患者について，自らの精神科看護師としての体験に基づき，客観的な視点から考える助けができた。そして看護師は，医師としての訓練課程こそが，根底にある抑うつや無能さの感覚に対する唯一の治療法であるという K さんの信念に対し，率直に疑義を述べた。自分自身の問題を放置しておきながら，他のみんなの問題を治すことができるという，理想的かつ魔法のような人物になるという必要性を手放すために，K さんは助けが必要だったのである。そのような助けを得て，彼女は，困難だった子ども時代に関する気持ちなど，自らの内的な窮境に直面し始めること，理想的な自己の喪失を悼むことが可能になった。

　自殺を減ずることに関する論文で，キャロライン・テイラー＝トーマスとリチャード・ルーカス（Taylor-Thomas & Lucas, 2006）は，患者が，自分自身に対する冷淡な態度を，精神保健スタッフに投影する可能性があると警鐘を鳴らした。そうなると，専門家の観点に逆転移が影響をおよぼし，患者と一緒になって問題の深刻さを冷淡に棄却してしまう。この論文は，臨床家が患者の誘いに乗って，彼らの行動化としてのふるまいを棄却し，根底にある抑うつを見逃す場合があると指摘している。上述のように，K さんはスタッフ・チームに，何としてでも自分を医学校に戻すようにとプレッシャーをかけた。行動化や疾患のエピソードは，深刻な精神病理の兆候としてではなく，まるで一時的でちょっとした心理的逸脱かのように扱われた。

反復強迫

　自傷ないし破壊的人間関係において繰り返されるパターンは，臨床像の一部をなすことが多く，損傷を負ったり負わせたりする自己との関わりの兆候である。特徴として，こうした患者は適切に機能を果たさず，虐待的で，心理的にもろい両親像との関わりをもっていたことがあって，それが彼らの心的発達を妨げている可能性がある。このような，虐待的でネグレクト的な関わりが内在化され，自分自身と他者の双方に対する患者の態度の一部を形づくる。必然的に，患者は，人間関係上の外傷的な歴史を，医療の専門家や医療制度との関係において再演する。

専門入院病棟のプライマリー・ナースが，毎週１回開催のスーパービジョン・グループで，ある自傷している患者について報告した。

　女性患者Ｌさんは，自傷歴と複数の有害な男女交際の前歴があり，専門ユニットに自傷の治療目的で入院していた。発表者の看護師が言うには，患者は１カ月後に退院予定とのことだった。けれども，彼女の自傷行為は週に一度の頻度で続いていて，特に先の２回の週末からこのかた顕著であった。看護師によれば，過去２週間のパターンはこのようなものである。Ｌさんは，病棟管理者や上級専門医が週末で帰宅してしまうまで待ち，しかるのち，週末に一時帰宅して退院の準備をしてきてもよいかと尋ねてくる（週末の一時帰宅は，すべて平日のうちに多職種チームと話しあって，同意を得ることになっていた）。看護師曰く，Ｌさんはとても説得力があって，退院の準備をしているのだから帰宅を許可されるべきだ，と説き伏せるそうだ。患者は，母親宅には近寄らない約束をした。というのも，母親宅への訪問はいつもＬさんと継父の言い争いを引き起こし，深刻で意図的な自傷行為に至っていたからだ。それなのにＬさんは母親宅を訪れ，継父と口論になり，自分の身体を刃物で切りつけた末，週末の一時帰宅から戻ってくる。その何もかもに看護師は責任を感じていた。彼女に対する自分の信頼が悪用されたようで，患者を不愉快に思う，と看護師は語った。

　患者が年端もゆかぬ頃，父親は出ていき，母親は酒を飲むようになった。数年後，母親は継父に出会い，結婚した。継父の登場にＬさんは憤慨した。なぜなら彼のせいで母親を失ったと感じたからだ。10代の半ば，Ｌさんは継父を虐待のかどで告発し，調査のため，彼は家から退去させられた。申し立ては立証されず，彼は母と一緒に住むために戻って来て，その数年後Ｌさんは家を出た。患者は母親宅から数マイル離れたところに住んでいて，週末の休みごとに母親のもとを訪れ，そのたびに言い争いをしては自傷した。繰り返し見る夢があった。こんな夢だ。「防音室に閉じ込められて，継父に虐待されているが，母親は部屋の外にいて，Ｌさんの悲鳴が聴こえない」。

その夢は，患者の内的世界において，同様に入院ユニットや看護師との関

わりにおいても，繰り返されるパターンを正確に表している，と私は思った。夢の中で，Ｌさんは彼女の心の母親から分裂させられ，切り離されて，性的父親像との虐待状況に巻き込まれていた。そのようにして彼女は両親カップルを分裂させ，彼女の心の母親から心の父親を引き離し，虐待的な性的関係に引き込んでのけたのだ。その結果，彼女の障害の性質を評価できただろう両親カップルが彼女から奪われた。娘の泣き声や悲鳴に耳を貸さない母親は，患者が患者自身や対象と倒錯的な関係を結んでいることに気づいていないらしい病棟スタッフを表しているのだろう，と私は思う。こうした脚本全体は，Ｌさんの週末の一時帰宅のリクエストや，その間母親および継父に会いに戻って一時帰宅の条件を破ること，によって再演された。そして彼女は，母親を継父から引き離そうとして，もともとの心的外傷を再演するのだ。母親が継父に背いて彼女に味方しなければ，彼女は母親に対する復讐行為として自傷した。Ｌさんの行動は，母を支配し，継父と関係を持ったかどで罰したいと願う，彼女自身の幼児的な側面の中に彼女が留まっている，という事実に注目させるものである。つらい感情を御するのが難しいということは，感情を放出するためには彼女は物事について考え抜くのではなく，行動に引き寄せられるだろう，ということを意味していた。

　スーパービジョンでは，プライマリー・ナースが，治療計画や，要求の背後にある意味との矛盾について考え抜くことなく，見たところ合理的な要求に同意するよう誘惑された様について考えることができた。このようにして病棟は，Ｌさんが，彼女自身および対象との，反復的で虐待的な性的関係に巻き込まれている有様が聞こえない，上述の夢における母親の役割を再演していた。上層部病棟スタッフの週末の不在も意味があったのだろうとも思う。なぜなら彼らは，彼女を若手スタッフの手に委ねていなくなってしまった。つまりそれは，母親が彼女を，彼女自身のより幼い側面（つまり若手スタッフ）に委ねて，継父と共にいなくなるという，子ども時代の心的外傷に関する彼女の見解を繰り返しているのだから。スーパービジョン・グループで我々は，看護師が病棟管理者および病棟医長とこの患者について相談する必要があることや，自分を置き去りにした母親を罰したいために，結局はさらに自傷行為におよぶという，幼児的で倒錯的な自らの側面と，患者が現在

進行形で関わり続けているという懸念について話し合った。

　境界例の特徴を有する患者は，大抵，精神保健チーム内に存在するあらゆる分裂に敏感である。彼らは，こうした分裂を利用してスタッフを行動化させておいて，反応性の応答を引き起こし，スタッフに患者の根底にある状態をはっきり見えなくさせる場合がある。

　患者は頻繁に，自らを虐待的な人物による無辜の犠牲者として呈示するが，それはある意味では真実であるに違いない。けれどもこの見解は，患者が援助を受ける必要性を攻撃して蝕む，患者自身の虐待的な側面と患者の関与を否認するものだ。刑務所の設定における重篤なパーソナリティ障害患者に関する論文で，ヒンシェルウッドは，かつて虐待され，のちに自分も虐待者になった，もしくは自らを虐待する者になった，大勢の患者について述べた。このような自らに対する虐待は，援助や援助者に対する彼らの態度における特徴になることが多い（Hinshelwood, 2002）。ヒンシェルウッドは，ケアを担う者の人格や意図に対する患者の敏感さについても強く主張し，ケアを担う者が，寛大で優しいと目される者たちと，厳しく批判的で懲罰的と目される者たちに分裂させられがちであると指摘した。

身体に対する態度

　カーンバーグは，BPD になるに至った多くの患者は，乳幼児期や子ども時代に，敵対的で攻撃的で虐待的な養育者との関わりを体験していると論じた（Kernberg, 1975）。こうした人生早期の関わりは，患者の心身のさまざまな部分に取り入れられ，それぞれが互いに敵対的な関わりを続ける場合がある。患者は，自分の身体やふるまいにまつわる気持ちや責任感から自分自身を解離させ，心と身体の間に分裂を発展させることがある。そうしておいて心は，身体に対し，敵対的で配慮のない態度をとるようになり，その起結について考えることも感じることもなく，身体は酷使され虐待されることになる。かくして子ども時代の外傷は，虐待者と被虐待者の力動的相互作用と共に内在化され，患者の心と身体の間で実演されるのだ。しかるのち患者は，自己を攻撃し，他者に恐怖に慄いた反応を引き起こすことで，心的苦痛に打ち勝つのである。

男性ソーシャルワーカーが，地域精神保健従事者を対象としたスーパービジョン・グループで，ある患者について報告した。

　患者は，既婚女性Mさんで，自分の膣にかみそりの刃を突っ込んでは，たびたび病院の救急外来部門にやってきていた。Mさんは魅力的な女性で，父親に虐待されていたことがあり，その後，売春婦になった。売春婦として10年間働いて，曰く，「20代，30代は絶え間なきパーティ」だった。何度か妊娠中絶をしたし，さまざまな性感染症にかかった。卵巣が深刻な感染症になり，部分切除の手術が必要だった。30代の終わり，ある男性に出会い身を固めた。けれども，卵巣手術の影響で妊娠することができなかった。数年後，夫は子どもが欲しいと言って出ていった。Mさんはこの別れに折り合いをつけるのに大変な困難を味わい，売春していたことについて自らをなじり始めた。酔っ払っては自分の顔を切りつけ，小さなかみそりの刃を膣に挿し込んだ。そして警察に電話して，自分がしたことを知らせるのだった。ソーシャルワーカーとの話しあいにおいて，Mさんは，妊娠中絶した自分を許せない，と何の感情もなしに述べた。

　しらふのときの，穏やかでかなり他人行儀な態度と，酔っ払ったときの，かなり不穏なふるまいとの間を行き来するので，ソーシャルワーカーはMさんの病状に動揺し，当惑し，苛立った。そしてソーシャルワーカーは，患者は抑うつ的でも精神病的でもなさそうだから，注意を引こうとしているのだと思うと述べた。

スーパービジョン・グループでは，患者が，若い頃に自分を虐げるような生活様式を続けたかどで自らの顔面や性器を責め苛む様子，そして自らの性器が，赤ちゃんではなく，悪いことや悪しき欲望に感染していると思い込んでいる様子について話しあうことができた。顔面に対する攻撃は，悪性の類いの関心をあまりにも大量に惹き寄せた，その美しさやセクシュアリティへの攻撃を表していた。患者の膣に挿し込まれたかみそりの刃は，患者の虐待的な性関係への攻撃を表していた。セクシュアリティに対するこのような関心は，心や人格のその他の部分に対する興味の欠如と対照的だった。

我々は，Mさんがソーシャルワーカーに，彼女の症状は注意を引こうとしてのものであって意味がない，と断じさせた様について話しあった。ソーシャルワーカーのそうした態度は，Mさんの外傷的な子ども時代を再現することになり，ソーシャルワーカーは，この不安をかきたてる患者という頭痛のたねや心配を手元に置きたくない両親像としての役割を担うことになったのだ。スーパービジョン・グループで得られた理解によって，ソーシャルワーカーは，Mさんの根底にある痛みや，彼女の心理的な損傷の著しさに触れることになり，患者に対する関心や共感の気持ちとつながり直すことができた。

　ビック（Bick, 1968）は，心理的コンテインメントに何らかの機能不全があったとき，自らを心理的にひとつにまとめておくために，皮膚に過度に頼るようになる患者について述べた。自分自身を刃物で切りつける患者の多くは，心理的な損傷のひどさを否認するけれども，その皮膚や身体は，損傷を負った内的世界の具象的かつ物理的な記録として用いられている。切り傷は「生きることの戦い」で負った傷の物的証拠を表しており，自分の傷跡をみせびらかす患者は，勲章を身に着けて，戦いにおける勇敢さを褒め称えられる必要がある兵士のようだ（Sohn, 私信, 2005）。多くの患者は，自傷行為を用いて，思考と感情の（あるいは原因と結果の）結びつきを破断しようとする心を援護する。このような破断とは，つまり患者は体験から学べないということ，そしてその結果，同じ行動が繰り返されるということでもある。考える代わりに，患者は始終，自分の行動を合理化し正当化する。

　患者の自己破壊的なふるまいにまつわる不安のために，精神保健サービスが患者のケアの責任を肩代わりさせられることがあるし，そうなると患者は，そのケアに依存的になることがある。自己破壊的なふるまい，そしてさらなるケア，という無益な悪循環が生まれることがあって，最終的に患者は，さらなる自傷行為を防ぐべく，精神保健法のもと，精神科病院に収容されて，継続的かつ徹底的な観察下に置かれる。こうした状況は，しばしば悪性の退行につながる。患者自身から患者を守る全責任がある，とスタッフが感じさせられるからだ。スタッフによる1対1の監視の分量を減じようとすると，さらなる自傷行為や自己破壊行為の激化につながって，その患者がス

タッフ・チームの心の最前線に留まることが確実になる。スタッフの士気や自信が，1対1の観察の使用に影響をおよぼしている。管理者陣に支えられていると感じる，成熟したチームは，1対1の観察をあてにせずとも，患者を管理するチームの能力を信用する可能性が高いが，それに対して，まとまりに乏しかったり，自信がなかったりするチームは，患者を自分たちの傍に留めおく可能性が高くなる。結果としてスタッフは，患者に自分たちが支配され，彼らのふるまいに苦しめられていると感じる場合があって，リスクに関する不安や，患者に対する敵意をも高めるのだ。

特別な患者

　これらの患者は，外傷的な人生を送っていることが多く，専門家の同情や，助けたいという願いを惹きつけることがある。論文「病気（'The Ailment'）」の中で，メインは，治療共同体において，スタッフ・チームのメンバーに「特別」として扱われた患者について述べた（Main, 1957）。こうした患者は，特別なケアを誘い出すことに成功し，スタッフ・チームに分裂を生じさせた。これが，患者が自傷行為によってスタッフの希望や責任感をサディスティックに攻撃するという，サド・マゾヒスティックな関係に発展することがある。そうなると患者は治療や同情に値しないし罰せられねばならぬという道徳主義的な信念か，あるいは何としてでも患者を回復させるという躁的な願望か，いずれかに患者の治療が支配されるようになり，結果としてスタッフは，サド・マゾヒスティックなパターンを行動化する可能性がある（Evans, 1998）。道徳主義的な態度に支配されたチームは，患者を，注意を惹こうとしているとか，操作的だとか，ヒステリーだとかと非難しつつ，早急かつ準備不十分な退院に訴える場合がある。患者は精神科的な病気ではないと言って自分たちのふるまいを合理化し，その精神病理の重要な側面に「見て見ぬふりをする」可能性がある（Steiner, 1985）。そうなると，ひいては患者が，劇的で自己破壊的なやり方でふるまい，スタッフが患者をケアし続けるのを余儀なくさせようとすることにつながるかもしれない。あるいは，回復させたいという躁的な願望にチームが支配されていれば，スタッフは患者を助けるために多大なる努力を払い，ますます治療の責任を背負い

こむ。患者は，特別な斟酌をされはするが，明確な治療計画もなく，病院に入院したままになる。スタッフは，この状況に志気をくじかれ，自分たちの最善の努力を挫折させたかどで患者を恨むようになることが多い。

考　察

　境界例の特徴を有する患者は，自らの心の内容物を処理することに障害があり，心の未消化の要素を行動によって排出する傾向がある。精神科チームのさまざまな部分に，患者のさまざまな部分が投影され，分裂が多数生じる。そうした具象的なコミュニケーションは，反作用として具象的な反応を引き起こすか，あるいはスタッフに，患者についてはっきりと考えられないと感じさせるか，受け取り手はいずれかの気持ちで一杯になる。スタッフが患者のふるまいの意味を象徴的に考えることができなければ，スタッフや患者は，体験から学ぶことの妨げになるような，行動と反応の無益な悪循環にはまりこむことがある。

　最初の臨床事例で，看護師は，拒食症患者の生きることに対する侮辱に刺激され，生きることにきわめて残忍な攻撃を行っていることに力づくで気づかせようとした。患者に対する自らの動揺や憤怒を抑えられず，看護師は病棟にとって返して患者に対峙するという行動化をした。この例では，スーパービジョンがあれば，看護師や臨床チームは，患者の挑発的な嘲りを消化し，思いやりある治療的な介入に変えることができていたのかもしれない。

　このような患者が，投影に支配された二者関係にスタッフを引き寄せて押し込み，客観的ないしは想像力豊かに考えるスタッフの能力に影響をおよぼす，というのはいろいろな意味で本当だ。スタッフ・チームは，患者に選ばれた者と，否認に基づく共謀関係に患者がスタッフを誘い込んだと考える者とに分裂させられる場合がある。スタッフ・チームの中に，虐待の犠牲者たる患者との同一化に囚われた可能性のある者がいる，というのが現実のところである。

　この例で，患者に選ばれたスタッフは，患者をひどい誤解や迫害から救い出すという理想化された役割にはまりこむのに対し，選ばれていないスタッ

フは，患者は自らのふるまいの責任を負うべきだ，という道徳主義的な信念で一杯になることがある。まず救済者となった者は，自己の破壊的な側面との関わりを分裂して切り離し否認するよう促すことによって，患者の建設的な特質をサポートできると考える。他方，道徳主義的なグループは，患者は自らのふるまいをコントロールでき，「自分が何をしているかわかっている」という見方をすることで，自分たちが患者のふるまいや治療経過に責任があると感じさせられることを避ける。

　どちらの立場にもある程度の真実があるとはいえ，こうした確信が二極分化して固定されると，真の臨床的思考を妨げ，問題が生じる。臨床像のさまざまな要素は，断片化されて投影されることが多いが，境界例患者の根底にある精神状態を理解しようとするには，スーパービジョンや多職種ミーティングの場で，それらをひとつに寄せ集めねばならない。境界例の臨床特徴を呈する患者について考え，了解するスタッフの力は，絶えず変化する過程であるし，患者に関するさまざまな見解を言語化して統合するチームの力など，非常に多くの要因に依拠している。それは，あるいは激動の過程となる可能性を秘め，精神保健の専門家が患者と接触し，好奇心に満ちた率直な雰囲気の中で，たゆまぬ検討を要するものだ。スタッフ・チームは，自分たちの業務に対する疑いや不確かさに耐えなくてはならない，ということでもある。

　２つ目の臨床事例で，看護師は，精神的苦悩からＪさんを救い出す救済者像と自分を同一化した。スタッフ・チームは，Ｊさんを「そのプライマリー・ナースの患者」と言い表し，２人がまさしくカップルとして機能することで，そのお膳立てにはまった。スーパービジョン・グループは，患者を救い出さねばならぬという信念から看護師が距離をとり，Ｊさんの治療において，より幅広い看護チームとの関わりを再構築することを助けることができた。

　境界例の精神状態にある患者は，対象に影響をおよぼすように投影するし，精神医療の専門家は，こうした患者が「苛立たせる」とか「気が狂いそうにさせる」と訴えることが多い。投影の性質のため，対象は投影と一致させられるし，スタッフは始終，患者の投影を追認する反応に押し込まれる。現に，そうした投影の，力強く具象的な性質のために，スタッフの反射的な

反応が引き起こされることが多く，患者とスタッフの間に行動と反応の無益な悪循環が形成されることがある。

　スタイナー（Steiner, 2011）は，ある患者群が，分析家に自己の損傷を負った側面を内在化させ，同一化させる目的で，外的な現実を感情的に語ることができる，と概説した。内的損傷に打ちのめされているという感覚のために，分析家は，象徴的な意味を探索する分析的アプローチの限界を手放して，患者のふるまいに対しそれとなくアドバイスしたり型にはめたりするという，より責極的な役割を優先するように仕向けられるだろう。長期休暇中や分離の際にこの万能的なアプローチが破綻すると，問題が生じる。

　定期的な精神分析的スーパービジョンは，スタッフが患者に対する気持ちを処理すること，そして転移・逆転移関係を吟味することにも貢献する。スーパービジョン・グループは，スーパーバイザーやグループが三角形の第三の点になり，二者関係を三者関係に変えることで，精神保健の専門家が投影の効果から距離をとることを可能にする。こうした三角形は，スタッフの主観的な見方を含む臨床像を客観的に吟味する余地を作りだす。この種の客観的な吟味は，いくばくかの心的余地を提供し，BPD を有する患者の治療において生じることが多い，主観的な二者関係によって作られる狭量な精神状態からスタッフを解放する。こうした三角形の余地は，スタッフが，コミュニケーションの根底にある意味について想像力豊かに考える余地をも作りだし，象徴的思考をする能力を再確立させる。

　3 番目の臨床事例で，K さんは，彼女を迫害する，損傷を負った内的・外的な母親を治すため，医者として訓練を受けなくてはならないと考えていた。CPN は，医者として訓練を受けるという欲望が，障害に打ち勝つことを可能にするだろう，という K さんの確信から距離をとるために助けが必要だった。このようにして患者は，母親のうつ病を治すという狂信的な欲望から距離をとる助けを得た。このことには，訓練によって母親を躁的な方法で回復させるという強迫的な欲望を彼女が諦めること，それと同時に，自らの能力や限界についてのより現実的な評価を受け入れることを伴うだろう。

　境界例患者の治療では，患者の根底にある脆弱性を考慮し，長期的な視点を持つことも重要である。個々の行動化のエピソードは，臨床像全体の文脈

で理解されなくてはならないし，境界例患者の人格構造のアセスメントもおこなわなくてはならない。精神分析的スーパービジョンは，長期的な見方を作りだすことによって，スタッフ・チームが，患者の病歴や人格構造という臨床上の事実を，現時点の臨床像に統合することに貢献する。患者の病歴を知っておくことは，必ずしもこうした再演を予防するものではないが，備えあれば憂いなしであるし，転移・逆転移について知っておくことは，スタッフが悪性の投影の作用に耐えるのに役立つ場合がある。有害な逆転移反応を処理する助けにもなるだろう。

　4番目の臨床事例で，Ｌさんの夢は，母や継父との反復的で倒錯的なサド・マゾヒスティックな関わりを表している。夢において，彼女は，心の中の継父との虐待的で性愛化された関係に巻き込まれているが，心の中の母親は，耳を塞いで無関心であるかどで非難されている。Ｌさんは，いろいろな意味で，母親との関わりの喪失を悼めなかったし，継父の登場に恨みや不服を抱いている。この夢は，終わりなき虐待のサイクルや，理想的な対象からの分離を否認することでＬさんを対象に縛り付けるために用いられる性愛化されたサド・マゾヒスティックな関係を表している。彼女を継父の侵入から守らなかった母親に対する，根底にある恨みは，無限に反復されて，決して放棄されることがない。

　母親の家に近づかないと同意したにもかかわらず，彼女はそこに戻るのだから，当該の夢は，週末にＬさんが行動化することの序曲の役目を果たしている。Ｌさんの訪問は必然的に言い争いにつながったし，ひいては刃物による自傷に帰結するのだ。そうした自傷行為は，継父や母親とのサド・マゾヒスティックな関係を反復することで病棟を罰するためにも用いられた。このような行動パターンは，退院や，入院ユニットが提供する理想的な対象ないしケアの喪失，という根底にある不安を覆い隠すために用いられている。自傷行為は，退院という現実から彼女を守らぬ病棟への不服を表現している。このようにしてＬさんは，病棟スタッフをサド・マゾヒスティックな関係に引きずり込もうとして，彼女が入院ユニットのスタッフに抱いていた可能性がある，健全な依存や感謝の念を蝕むのである。こうした過程は，喪失というつらい気持ちや感謝の念を，性愛化された恨みという感情に変え

て，もともとの気持ちを体験することからLさんを守り，喪の過程を妨害する。スーパービジョン・グループでは，彼女のサド・マゾヒスティックなふるまいと退院に関する不安の関係について話しあうことができた。

　5番目の臨床事例で，ソーシャルワーカーは，深刻で不安を煽られる自傷行為に対し，Mさんは関心がなさそうに見えることに影響を受けていた。反復的な自傷行為や自らの性器に対する攻撃を，子ども時代のネグレクトや，その後の売春行為と結びつけることで，ソーシャルワーカーは，患者に対する，そして患者自身への無頓着な態度に対する，適切な同情や懸念を再び呼び起こすことができた。

　境界例の特徴を有する患者は，始終，理不尽で批判的な理想に迫害されていて，無能さや失敗を非難されることによってその自我が脅かされ，それが断片化や破綻につながる。断片化や破綻の脅威から自我を守るため，こうした理想やそれに続く非難や失敗の感情を，外的対象の中に投影する。けれどもこうした患者は，コンテイナーが打ちのめされて報復してくるか，破綻してしまうかするのを恐れているので，この敵意ある投影が受け取り手におよぼす作用に非常に敏感でもある。実際に，受け取り手が非難し返すことによって防衛的に反応すると，患者と受け取り手の間で，反感や不和，ないし非難しあう雰囲気につながることがある。ひいては関係の破綻や，コンテイナーの断片化につながる可能性がある。こうした患者は，自分自身の手に余る側面をコンテインできる「有袋動物の袋」を探している，というのはいろいろな意味で真実なのだ。境界例の特徴を有する患者は，人々が彼らに耳を傾け，その障害を深刻に受け止めている，と感じなくてはならない。けれども，患者の投影を引き受けるスタッフも，投影の作用から距離をとるために助けが必要なのだ。境界例患者は，彼らの障害に関して長期的な視点を持ち，根底にある脆弱性を認識できるサービスを必要としている。まず第一に，スタッフ・チームの中で，こうしたコミュニケーションの意味が十分消化され，言語化されなくてはならない。境界例の特徴を有する患者は，始終，苛酷で手厳しい自己批判に迫害されている。スタッフが，患者のふるまいに時期尚早な解釈をすると，彼らは，強襲され打ち負かされたと感じる結果になることがある（Steiner, 1993b）。チームは，境界例の精神状態にある

患者に対し，口にするのが適切なことは何か，それをどのような臨床設定で，いつ言うのか，検討しなくてはならない。

　臨床スタッフ・チームには，シフトの引き継ぎ時や病棟回診において，自分たちの実践を省察する時間が必要である。精神分析的スーパービジョンは，逆転移の中に含まれる貴重な臨床素材を活用することで，境界例の特徴を有する患者に関し，特に貴重な考え方を提供することができる。この形式のスーパービジョンは，スタッフが境界例患者の投影の作用から距離をとるのを助け，想像したり象徴的に思考したりする力を取り戻せるようにすることによって，具象的に考える傾向を中和させることができる。ひいては，スタッフが患者のふるまいの根底にある意味を考えるのに役立ち，患者理解の幅を広げ，深めるのだ。同様に，臨床上のリスク評価にも貢献することができる。

第4章

窮地に追い込まれて
反社会性パーソナリティ障害の患者の
精神分析的な理解

　本章は，こんにち精神病質ないしは反社会性パーソナリティ障害（antisocial personality disorder, 以下 APD）と呼ばれることが多い診断を受けた患者の治療やケアに伴う課題に焦点をあてる。現在の精神科診断システム，つまり ICD-10（WHO, 1992）および DSM-5（APA, 2013）は，主として分類的かつ理論的である。症状の有無やふるまいを評価することで診断がなされる。こうした診断システムは，個人の発達や人格構造を考慮に入れない。そのため，さまざまな診断間の関連を記述する軸がなく，したがって本章で検討する患者は，その疾患の段階に応じ，妄想型統合失調症，APD，もしくは重複診断のいずれかであると考えられていることが多い。

　本章では，この領域の文献を紹介し，精神病的と反社会性の二項対立では単純すぎる可能性があることを示す。精神病的な過程は，パーソナリティ障害の基礎になる場合もあると受け入れることができたなら，臨床現場で何が起こるか，どのようにスタッフが患者に影響されるか，よりよく理解できる可能性がある。

　クレックリー（Cleckley, 1964）は，著書『健全という仮面（The Mask of Sanity）』で，精神病質の特徴は，根底にある妄想型精神病に対する防衛として機能するように作りだされる，と論じた。彼は，精神病質は単なる「パーソナリティ障害」ではなく，実はパーソナリティの構築された偽装であると指摘している。非常にゆっくりとした，複雑な推定をして初めて，どうやら我々は，ひとりの完全な人間ではなく，人間の人格を完璧に模倣できる精密な反射運動機械のようなものを扱っている，という確信に思い至る。正常な人間丸ごとの，あまりに完璧な模造品なので，臨床現場でこの人物を

診察する者は誰も，彼がなぜ，どのように本物でないのか，科学的な用語で指摘することはできない。それでもなお最終的には，現実味が，つまり十分な，健全な人生体験という意味での現実味がここにない，と知ることになる，あるいは，知っていると感じることになるのだ（Cleckley, 1964）。

　精神保健の専門家が，そうした患者による説明，合理化，正当化を額面通りに受け止めてしまえば，彼らを扱う仕事はきわめて困難になることがある。この診断を受けた患者は，その障害を，普通に考え，機能しているように見える仮面の下に隠している。

　ヘイルとダール（Hale & Dhar, 2008）は，論文「探りを入れる：二重（ならびに三重）の重複診断の観察（"Flying a Kite —— Observations on Dual (and Triple) Diagnosis"）」で，精神病質と精神病の関係の問題を取り上げている。この論文は，精神病質的なふるまいや態度は，根底にある精神病に対する防衛として機能すると論じ，APD の診断を受けた患者は，その疾病のさまざまな循環期を遷移するにつれ病状が変動する，と述べている。患者は，精神病質パーソナリティの特徴を示すときがあるし，華々しく精神病的になるときもある。精神病質の段階にある患者は，実際にはソーン（Sohn, 私信, 2005）のいう「健全であるという妄想」があるのに，自分が正常に機能し，思考していると信じていることが多い。彼らの考え方やふるまいは，実はかなり異常で，正常な機能を羨み攻撃をし，他者の身体や心に対する攻撃的ないしは暴力的な行為をもって行動化することがしょっちゅうである。精神病的な段階では，明らかな精神病症状を伴う妄想的な幻覚体系を持つようになる。

　司法や精神保健の現場を拠点にする臨床家は，APD の診断を受けた患者群が呈する著しい困難に直面する。臨床設定内では，こうした患者の行動が，彼らをケアしている者の心に強い情緒的作用をおよぼすことが多く，このような心理状態をコンテインするのが難しい場合がある（Ruszczynski, 2008）。説得力があって具象的な性質のコミュニケーションや，呼び起こされる情緒のために，事件のあとしばらくの間は，臨床家が患者の行動に隠れた象徴的な意味を省察するのが困難なことがある。

　APD 患者は，彼ら自身の中で，そして他者との関係においても，普段の

機能や思考を妨害することがある。彼らの多くにとって，その極度に機能不全であった人生早期や，かつての問題含みの人間関係が，この先の人との関わりの原型になる。患者のなかには，過去に存在した虐待的な人物像と同一化し，暴力をふるったり凄んだりして対象を支配し，子ども時代の外傷的な状況を反転させて，それに打ち勝つ者もいる。虐待や境遇による無辜の犠牲者という自分自身のイメージをもてあそび，極度に魅惑的な者もいるだろう。精神保健の専門家は，患者の病歴に沿った脚本を再演し，自分が彼らの無意識の磁力に反応していることに気づくかもしれない。患者は，自分の行動に責任があるのは自分であると理解しないことが多いし，さもなくば自分のふるまいを正常化するので，治療に関与するのが難しいことがある（Kernberg, 2008）。彼らのケアや治療に対する態度は，秘密主義的だったり見かけだおしだったりすることがしょっちゅうだ。自分自身や他者の真の能力は攻撃され，いかなる発達や改善も，たちまち蝕まれる可能性がある。実際に，優れたケアは，チームあるいはスタッフ・メンバー個人に対する羨望に満ちた攻撃や苦情申し立てを引き起こすことが多い。

　APD患者の内的世界は，自己の理想化や病的な自我理想を基盤にしていることがある。こうした精神状態は，何としてでも「頂点に立つ」必要性に基づいた関係モデルを確立することで維持される。その患者は，対象を侮蔑することによって優位感を手に入れる。自我の発達はもろいし，大概，成熟していて学ぶ能力があるという印象を与えるための偽りの同一化に基づいている。実際には，APD患者は，防衛が破綻すると精神病の一過性のエピソードに陥る可能性がある。患者は期待されている事柄を察知し，理想的患者モデルに基づいてアイデンティティを選びとる。カートライト（Cartwright, 2002）は，このことを，患者の「偽りの消化」能力と言い表した。躁的償いの一種に相当するもので，本当には，何も深くは考え抜かれていない。

　APD患者は，差異や分離の認知を回避するために，対象との，急速ながらも表面的な同一化を形成することがある。ソーン（Sohn, 1985b）は「同一視化」という用語を作りだし，ある個人が，自分自身をまさしく他者の内側に投影し，侵入性の投影性同一視の過程を介して，その対象の資質を乗っ取ることが可能だ，と考える過程について説明した。患者は，自分が対象に

依存していることや，自分自身と対象の差異をまったく認知することなく，他者の資質を内在化してしまう。ソーンは，こうした偽りの万能的構造は，発達の真の程度ないしは根底にある病を覆い隠し，自己の病んだ側面の治療可能性を妨げる，と指摘した。司法の現場で，精神分析的な治療，スーパービジョン，教育をおこなった長い経歴があるソーンは，APD患者は通常通りに発達できていないので人格を欠いている，と言う。彼らは，依存にまつわる心的苦痛を回避するための防衛的な内的構造を作る。こうした心的防衛は，内的なマフィアのギャングのように機能する（Rosenfeld, 1971）。その内的「ギャング」は，乱暴な投影性同一視，躁的な状態，誇大的な態度，仰々しさ，勝利感といった，原始的な心理防衛を用いる。APD患者の内的世界は，心的苦痛に対する防衛として攻撃的ないしは躁的な手段を用いる，残酷で倒錯的な人物像に支配されていることが多い。たいがい，捕食者たる自己の理想化，餌食たる他者への侮蔑が存在する（Yakeley, 2010a）。この心象は，他者に対する優越感や勝利感を強化する行動化に支えられていることがある。これらの感情をさらに増大させるために薬物やアルコールを用いる場合もある（Yakeley, 2010a）。

　論文「犯罪学について（"On Criminology"）」で，クライン（Klein, 1934）は，非行をはたらく子どもたちは，柔軟さを欠いた厳しい超自我が発達していると述べた。この種の超自我は，自我の中に，そして自我と対象の関係の中に，大量の不安を引き起こす。こうした人々は暴力的な防衛機制を用いることで不安を支配しようとし，それが外的対象との関係を攻撃し，破壊する。その結果，対象への依存に関する不安から解放されている，と患者が信じるところの万能的な世界が作りだされる。

　ルーカス（Lucas, 2009e）は，臨床家は，患者のコミュニケーションや考え方の精神病的な水準に周波数を合わせる必要がある，と概説した。彼は，自我の精神病的な部分が非・精神病的な部分を殺そうとし，しかるのち否認と合理化によって，その狂気に満ちたおこないを覆い隠そうとする様について述べた。APD患者を扱う仕事をするスタッフは，始終，彼らの主張がいかにもっともらしく説得力があり，説得できてしまうかを味わう。彼らの主張とは，しばしば自分の考え方は正常であるとか，犯罪には関与していない

とか，治療やケアは必要ないとかいった信念などである。患者は精神病理の明らかな兆候を何も呈していない場合があるし，「調子が良く」見える可能性があるけれども，多くは，自らの疾患，反社会的なふるまい，あるいは入院の契機になった事件に対して責任を感じていない。こうした精神状態においては，スタッフは，患者の見かけ上の改善という見解や，改善した精神状態を維持するために精神保健制度に依存していることの否認と共謀するよう誘い込まれる可能性がある。こうした患者を扱う仕事をする際は，患者が疾患の精神病的，精神病質的，いずれの段階にあろうとも，自己の内側あるいは対象の内側で，正気に対するきわめて残忍な攻撃が実演されており，それが否認や合理化に覆い隠されている，と想定すると役に立つ場合がある。

　反社会性パーソナリティを扱うスタッフは，怒り狂ったり，感染させられた，ないしは邪魔だてされたと感じたりすることが多く，勤務時間外に自分らしさを取り戻すのにしばらく時間がかかると言う。APD に関連する精神状態の易感染性は，患者の臨床状態やリスクの程度を精確に評価する精神保健の専門家の力を妨害することがある。危険な患者のリスク評価についての論文で，ミンネ（Minne, 2007）が示したように，臨床家は，患者の病歴や，そもそも彼らがなぜケアされているのかを忘れるわけにはいかない。こうした臨床上の現実と接点を失うと，患者にとって，精神保健の専門家にとって，そして社会全体にとっても，危険が生じる。

　精神分析的スーパービジョンは，こうした患者を扱う仕事をする上での貴重なモデルになることができる。患者の無意識や精神病的な水準のコミュニケーションの考え方を提供するばかりでなく，転移・逆転移関係の性質を吟味するモデルにもなる。それにより，臨床像に奥行きを加え，この患者群を管理する際にスタッフをサポートすることができる。スタッフ，特に，長時間にわたってこうした患者を扱う仕事をする影響にさらされる看護スタッフにとっては，患者のふるまいに共謀するような実演や，思慮を欠く反応へと引き寄せられる力に抗う助けにもなりうる。

事　例

　さまざまな司法ないしはそれ以外の精神保健現場におけるスーパービジョン・グループで，過去数十年間に報告された4つの事例を用い，私の主張を説明する。

精神病質性の防衛

　性犯罪者治療ユニットの，ある女性プライマリー・ナースが，男性患者Nさんの事例を報告した。

　Nさんは，40代半ば，APDの診断を受けていて，未成年者に対する強制わいせつ罪の前歴があった。彼の指標犯罪* は，恋人であった女性の11歳の娘に対する性的暴行だった。恋人は，小児性愛の前歴をまったく知らず，彼に娘を預けてしまった。Nさんが言うには，彼は子ども時代，性的・身体的虐待は受けていないそうだ。

　発表者の看護師によれば，Nさんは病棟では愛嬌があって人を惹きつけるとも言えようが，「何か企んでいる」という感覚が常にあったそうだ。スタッフは，彼が他患の不満をかきたて，病棟チームに対する苦情を申し立てるよう煽っているのではないかと疑っていた。Nさんは，性犯罪者向けの治療プログラムに対し高飛車な態度をとって，自分の症状をわかっているし，もう少女たちを脅かす存在ではない，と公言した。刑期を終えたのだから解放されるべきだ，と彼は考えていた。もう少女たちにとっての脅威ではないという彼の主張にもかかわらず，彼はまだ被害者たる子どもを，自分のガールフレンドと呼んでいる，と看護師は報告した。彼女は個人面談でNさんに会うのが好きではなかった。Nさんが現実をすっかりねじまげるすべを持っていたからだ。

---

* 　英国の司法制度において，その犯罪者が有罪評決を受けたり，特別評決（単純に有罪・無罪のみ以外の評決のこと）の対象となった犯罪のこと（英国法務省による定義）。

看護師はたびたび，Ｎさんとの面談を，まるで彼の観点から物事を見るよう無理強いされたような気分で終え，彼女自身の考え方を回復するのにややしばらくを要した。ある個人面談のあと，Ｎさんが看護師に対し正式に苦情を申し立て，それで彼女はこのことを，スーパービジョン・グループで話しあったのである。彼女が言うには，Ｎさんが個人面談をリクエストして，その中でいつものように，自分は退院して然るべきだ，何も問題がないのだから，という見解を語ったそうだ。看護師は，彼が被害者をガールフレンドと呼ぶ様子と，治ったという主張との不一致を指摘した。するとＮさんは大変に口汚くなって，彼女を怒鳴りつけた。その後，彼は病院管理者に，看護師が無能である旨，苦情を申し立てた。看護師が言うには，その面談のあと「最低最悪」と感じ，銃を取って彼を撃ち殺す想像をしたそうだ。

　指標犯罪では，Ｎさんが真剣で責任のとれる恋人の役を演じ，交際相手の信頼を得ておいて，立場を悪用し，娘を暴行することによって，被害者の子ども時代の楽しみばかりか，発達や将来のセクシュアリティも妨害した有様がわかる。そうすることで彼は，娘を守るという母親の能力や力量をも羨望を持って攻撃した。

　治療ユニットにおいて，Ｎさんは，自らの問題について知らなくてはならないすべてを「知っていて」，それ以上の治療を必要としない対象と「同一視化」した。それどころか彼は，ユニットの他患らに対して助言者としてふるまうほど十分健康である，と思い込んだ。看護師がＮさんの考え方にみられる現在進行形の倒錯を指摘して，彼の放言の未熟さに直面させると，彼はまるで暴行されたかのように感じた。彼は看護師に，無能かつ不適切だという自らの感情を乱暴に再投影することで自分を守った。そして彼は，看護師の評判を蝕もうとして，具象的な苦情を申し立て，こうした投影を補強した。この苦情は，彼の成熟性や機能の水準という論点から，看護師の職務遂行能力という論点へと，注意を逸らしもした。それと同時に，彼は彼女に自らの未成熟さや幼児的な状態を投影し，看護師の能力を，羨望を持って攻撃し，蝕んだ。その結果，看護師は，自らのプロ意識や成熟性が乱暴に蹂躙されたと感じた。この情緒的暴行の侵入性の高さが，彼女を憎しみや患者を撃

ち殺したいという気持ちで一杯にした。

　APD 患者を扱う治療業務は，自分は何者で，なぜ司法もしくは精神科ユ
ニットで治療を受けているのかという現実に，改めて患者を引き合わせるこ
とを伴う（Minne, 2007）。けれども患者は，こうした現実を思い出させられ
ると，暴行されたと感じることが多い。患者のこの反応は特に専門家が彼ら
に何かをわからせたいとか，自分たちが持たされた精神状態を彼らに押し戻
したいという願望に基づいて，現実にまつわる情報を患者に反射的につき返
すと生じやすい。この事例で，看護師は，自分で自分を治療できる，スタッ
フの助けはいらない，というNさんの豪語に刺激され，蝕まれたように感
じた。無能であるという感覚を自分自身から取り除き，その誇大的で躁的な
防衛を打ちくじきたいと願うあまり，看護師はNさんを，彼の現在進行形
の倒錯という現実に，あまりに無遠慮に直面させた。この反応も無理からぬ
ことだったとはいえ，それが患者と看護師の間で再三の言い争いにつながっ
た。

　以下のような問いについて考え抜くことができるよう，スタッフには臨床
スーパービジョンの機会が必要である。例えば「患者が実演しているのは何
か？」「その目的は？」「それをどのように話題にできるだろう？」「誰が，ど
んな臨床上のサポートのもとに，それを話題にしなくてはならない？」など。
臨床スーパービジョンがない場合，スタッフは，自分自身の正気やプロ意識
を守るべく，患者の具象的な投影を，時期尚早ないしは攻撃的に患者に押し
返すことでどうにかしようと駆りたてられるように感じる。そのため，サ
ディスティックな逆転移を再演する可能性があり，危険である。そうなる
と，患者が心的外傷を受けたと感じることにつながり，さらなる行動化や，
ここに挙げた事例のように，苦情に帰結することが多い。

　スーパービジョン・グループにおける議論で，看護師はNさんのふるま
いに挑発されたと感じたことを思い起こした。驚くべきことではない，とグ
ループは考えた。彼のふるまいは，彼女が提供しようという，まさにその援
助やケアを攻撃するための倒錯的防衛であると理解し始めていたからであ
る。実際に，Nさんは看護師を倒錯的でサド・マゾヒスティックな関係に巻
き込んで，彼女の権威やプロ意識を破壊しようとしていた。けれども，そう

した暴行の深刻さや性質を思えば，ひとりのスタッフがこれに打ち負かされず，専門家としての構えを失わずにいるのは難しいことだ。スーパービジョン・グループで，我々は，この患者のプライマリー・ナースとしてスタッフが2人必要だ，と話しあった。これからは，その2人の看護師がNさんを一緒に担当し，チームとして業務にあたって，彼の倒錯的で挑発的な考え方やふるまいにどちらかが打ち負かされる可能性は低くなるだろう。私は，Nさんの臨床症状の特質にはこのアプローチが必要である旨，チームが説明するとよいと提案した。この事例をスーパービジョンで議論するために，定期的，継続的に集まることも合意した。

怠慢さという防衛

　ある急性期精神科病棟のプライマリー・ナースが，男性患者Oさんの事例を報告した。

　Oさんは40代の終わりで，裁判所のダイバージョン・プログラムの一環として，6カ月前に刑務所から移送されてきた。酔っ払っては喧嘩するという前歴があった。パブのおもてで喧嘩をして，相手の男の耳を刃物で刺し，被害者は失聴する羽目になり，Oさんは重度身体傷害で有罪判決を受けた。彼は，相手を刺したのは自己防衛行為だと主張したが，刑務所にいる間，声が聴こえると訴え，妄想型統合失調症と診断されて急性期精神科病棟に移送された。Oさんは母と同居していたが，母親は支配的で操作的な人だからと言って，スタッフが母と話をするのを禁じた。ちなみに，かつて母親は，Oさんが母親を虐げ，身体的暴力をふるう旨，役所の社会福祉課に連絡したことがある，と看護師は言い添えた。彼は何年も無職であったが，地元のパブで酒を飲んで時間を潰し，おりおりに喧嘩に巻き込まれる。Oさんの父はかなりひよわで無能であったと評され，Oさんが10代の頃に亡くなった。

　Oさんを担当している看護師が，スーパービジョン・グループで言うには，Oさんはグループは好きではないと言い張って，ここしばらく病棟の治療プログラムに参加せずにいるとのことだ。昼近くまで寝ていて，昼食を摂ったら病棟から外出し，数時間後，酒臭くなって戻ってくるのが彼の日課

になっていた。作業療法士によれば，あるとき O さんは絵画のグループに参加し，小さな人物を描いたそうだ。この絵について何か語るよう促されると，これは死刑囚の黒人男性で，感電死させられようとしているところ，と彼は説明した。O さんには，おまえは「役立たずの最低な奴」だと嘲る声が聴こえている，と看護師は言った。

　病棟管理者によると，O さんに退院予定日を伝えると，いつも決まって精神科専門医に自殺したいと訴えるものだから，看護チームはもう完全ににっちもさっちもいかないのだという。彼が，病棟では精神科専門医に，あるいはケア・プログラム・アプローチ（Care Programme Approach; 以下 CPA）会議では医長に，症状を誇張して訴え，その結果医長が退院の延期に同意してしまう，と彼女は考えていた。CPA 会議の直後，デイ・ルームで O さんが他患と一緒に笑っているのを見た，と別の看護師が言い添えた。病棟管理者は「看護チームは苛立っている。O さんがまだ病棟にいるべきだとは思わない，彼は本当には希死念慮はないし，入院が本当には彼のためになっていないと思うから」と言った。医師チームが看護チームの意見を無視しているように感じる，とも言った。O さんが毎日午後に病棟から外出して「病棟をホテルのように扱う」ことで，治療プログラムを駄目にしていると看護師が指摘すると，彼は口汚くなり敵意を示した。O さんは攻撃的で威嚇するような口をきき，その後看護師に対し，物腰が専門家らしくない旨，苦情を申し立てる，という反応をした。

　O さんは，精神疾患の診断を利用して自分の置かれた状況を操作し，看護チームと医師チームを分裂させた。彼は，自分自身やその障害に関し何の責任も負えぬ病者である，という自分についての見解を主張したが，その一方で，パブに飲みに行く自由はあって然るべきだと考えていた。O さんは，自分のふるまいが，まったくもって許容されるものであるかのように行動したし，看護師は，まるで自分が彼の日課のパブ通いに疑義を唱えたりして，横暴に行動したかのように感じさせられた。このようにして O さんは，飲酒への依存，飲酒と暴力の関連性，そのいずれも否認した。O さんは，自らのふるまいや飲酒のパターンが，暴力や再犯のリスクを高めるという事実を問

題にしなかったし，それどころか，むしろ逆に，それが何としてでも維持されるべき治療的なパターンの一環であるかのように行動した。治療に対する彼の態度に看護師が疑問を投げかけると，自分は無害なランチタイムの一杯に出かけるホテル滞在者だ，という彼の信念の邪魔をしたことになって，Oさんは攻撃的かつ威嚇的になった。

　Oさんは，何の発達も変容も期待されずに世話されて当然である，と考えている横暴な乳幼児のように機能した。頼りにする人々に，何の感謝も恩義も表さなかったし，まるで無償で世話されて然るべきかのように行動した。彼は，自らの幼児的な状態に関する健全な気づきを，彼を「役立たずの最低な奴」と呼ぶ声に投影し，そしてこの声を，まるで，正当性もないのに奇妙かつ残忍な言いがかりをつけている，彼の心の狂った不当な差別をする部分であるかのように扱った。実際には，この批判的な声はOさんの心の健全な部分を表している。なぜならその声は，彼の怠慢かつ無責任なふるまいを承認しないのだから。疾患に対する怠慢な態度を看護師が問いただすと，根底にある妄想的な状態が顔を出す。そして彼は，精神病を看護師に投影して，彼女が横暴かつ批判的にふるまったと文句を言ったのだ。そうすることで，彼は，その病棟に入院していることの意義，ないしは彼の怠慢さや根底にある妄想的人格構造に対する治療の必要性を否認した。

　Oさんはケアに対して怠慢な関わり方をしたが，それが彼の権利だと思っていて，それは彼の母親との虐待的な関係の反復を表していたのかもしれない。けれども，それが臨床像の重要な一部ではあったとはいえ，その見方では，彼が小さな子どもであると感じさせられたときの，根底にある不適切さや屈辱の気持ちの問題を認識できていない。これは主に怠慢さという防衛によって否認されているが，患者が飲酒したり，自らのふるまいを考えてみるよう問われたりすると顔を出す。看護チームと医師チームは，患者の病状の2つの異なる水準をそれぞれ察知し，分裂させられていた。看護スタッフは，治療に対する怠慢な態度に気づいていたが，患者の根底にある屈辱や不適切さの気持ちには周波数が合っていなかった。医師チームは，怠慢さには周波数が合っていなかったが，未熟さや希死念慮が根底にある状態を察知した。2つのチームの間の分裂のために，臨床像の両側面がひとつになることがか

なわなかった。スーパービジョン・グループでの議論によって，多職種チームは，彼らの思考の中にある分裂を減じ，患者の病状のさまざまな要素を吟味することが可能になった。その結果，治療計画が整えられて，Oさんは作業プログラムや治療プログラムに参加することが必須になった。彼がプログラムに参加しなかったなら，看護師が面談を設け，彼が治療を避けていて，それは根底にある障害やリスク因子を真剣に受け止めていないという意味である旨を話しあう，ということになった。

　患者は，多職種チーム内に存在する分裂にきわめて敏感であることが多く，なかには，こうした分裂を悪化させることができる者もいる。こうした形の分裂は，臨床チームがさまざまな印象をひとつにまとめるのを阻止することが目的である。この種の分裂が野放しのままだと，患者について効果的に考える臨床チームの能力が蝕まれ，適切な臨床対応が妨げられることがある。スーパービジョンは，分裂過程の作用を理解するために活用できるばかりでなく，さまざまな専門分野ないしはさまざまな専門家個人が，自分たちが分裂に巻き込まれるさまざまな有様を検討する余地にもなる。それによって，専門家や専門分野の間の良好な関わりが修復できる。

妄想的な防衛

　中等度セキュリティ・ユニットの病棟管理者が，男性患者Pさんの事例を報告した。

　Pさんは40代の既婚男性で，妊娠中の妻に暴力をふるい流産させた。彼はその暴行の直後に当該ユニットに入院したが，激昂し，躁的な状態で，ある秘密の宗教の一派がアラーの神を邪悪なぺてん師と差し替えようと計画している，と訴えていた。その邪悪なぺてん師が，胎児の形をとったと思い込んでいて，それで，信じる宗教を守ろうとしてこの胎児を襲った。

　Pさんは学業優秀で，卒後，父親の不動産開発事業に従事し，最終的には共同経営者になった。2年後，彼は父親の事業を退職し，競合の会社を始めた。その数年後，彼はもといた父親の会社を敵対的株式公開買い付けで買収した。同じ頃，妻に第一子を妊娠したと告げられた。妻の報告によれば，暴

行の数日前，彼はかなり苛立ち，気持ちが塞ぎ始めていたそうだ。入院時の
Pさんの躁的で激昂した病状は，抗精神病薬の服用を始めてすぐに落ち着き，
彼は治療プログラムに取り組み始めた。数週間後，彼は模範的な患者の役割
に収まり，ユニットの他の患者たちに助言したり相談にのったりし始めた。
病棟管理者が言うには，チームを率いる司法精神科医は，Pさんは薬物療法
でうまく治療された一過性の精神病性疾患の罹病者である，という見方をす
るようになったが，これはPさんが支持し，採用したいと強く望んでいた
見方であった。病棟管理者は，Pさんがまるで「特別な患者」の地位を占め
ているかのように，尋常ならざる有様で退院に向かって突進していると感じ
たし，Pさんの指標犯罪に対する冷淡な無関心や良心の呵責の欠如には「背
筋がぞっとする」と感じた。

　Pさんは，自らの姿を模範的な息子として呈示する一方で，実際には父親
の失脚を企てていた。父親の会社に対する敵対的で躁的な買収は，会社には
財政上の困難を，Pさんの精神には精神障害を引き起こし始め，これらの諸
因子がブレイクダウンを招いた。Pさんの出世は，敵対的な買収を計画しな
がらも，同時に献身的な息子および従業員の役割を果たせる能力に基づくも
のだった。なにがしかの援助の必要性や，他者が彼にしてくれたことへの感
謝は認識されていなかった。躁的で誇大的な精神状態が崩れ始めると，彼は
抑うつ的ブレイクダウンをきたし始めた。彼の心の健全な部分の出現によっ
て，自らの精神病質性の防衛が持つ有害な性質に注意を向けさせられ，迫害
されていると感じ始めた。次に，完全な抑うつ的ブレイクダウンを引き起こ
させる恐れがあった心の健全な部分が，胎児に投影された。彼の妄想的な幻
覚体系の中で，子どもは破壊的な勢力になって，父なるアラーを損なう恐れ
があった。抑うつ的ブレイクダウンの脅威が増大すると，ブレイクダウンに
対する迫害的な防衛も増大したし，胎児に対する攻撃は，自らの心の健全な
部分を取り除こうとする具象的で精神病的な試みを表していた。
　入院し，抗精神病薬による治療が始まると，Pさんの精神病の急性期は，
速やかに落ち着いた。入院，そして疾病の急性期からの回復直後，彼はこの
エピソードに対し，短期的な精神病性疾患に罹患したが治療を受け，もう解

決した，という「医学的な説明」を採用した。

　Ｐさんの冷淡な無関心に対する病棟管理者の逆転移は，根底にある問題に注意を向けさせた。彼は，模範的な患者の役をぺてん師のように演じながら，スタッフの治療的な機能を巧妙に乗っ取り，自分の障害をユニットの他の患者たちに投影することで，自分自身の問題を本当に吟味することを回避したのだから，彼の父とのライバル関係が病棟で再演されたということだ。まるで指標犯罪は彼と何の関係もなく，これ以上の探究や理解は必要ないかのように，Ｐさんは一過性の精神病性エピソードに罹患していたという見解が了解され，彼の行動を説明するために用いられた。このようにして，Ｐさんおよび臨床チームのある部分は，Ｐさんの指標犯罪と，父の事業に関連する彼の精神病質的なふるまいとの関係を軽視した。同様に，Ｐさんを，自らの行動，疾病，リスク因子に対するいかなる罪悪感や責任感からも遠ざけた。病棟管理者の逆転移は，彼らの精神科的な権威がぺてんに遭っていること，患者の知的能力の高さや，まじめな患者の役を演じる能力に蝕まれていることを示していた。

入院ユニットにおける指標犯罪の反復

　性犯罪者向けの治療プログラムを担当している，ある男性キーワーカーが，男性患者Ｑさんの事例を報告した。

　Ｑさんは中年男性で，20年にわたり，詐欺から強姦までさまざまな犯罪歴があった。直近の指標犯罪で，Ｑさんは自宅の玄関前に白杖を手にして立ち，通りがかりの女性に，自宅内でちょっと手伝ってもらいたい，と声をかけた。自宅内に入ると，Ｑさんは銃を取り出し，部屋の隅に女性を追いつめて，強姦した。

　Ｑさんの父親は薬物の売人で，Ｑさんの母親に頻繁に暴力をふるい，Ｑさんが年端もゆかぬ頃，家を出ていった。彼の子ども時代は破壊的といえるもので，ずる休みや教室内での妨害行為の結果，いくつかの学校から追放された。10代の頃，詐欺や反社会的行為など，さまざまな犯罪で有罪判決を受けた。

Ｑさんは，境界例傾向がある APD という診断を受けた。キーワーカーは彼のことを，スタッフにも患者たちにも非協力的で敵意がある，極度に威圧的で不愉快な男，と言い表した。Ｑさんは，治療グループを彼自身の意図通りに乗っ取る傾向があったし，自分には何も問題がないのだから，不法に拘束されていることになる，という確信について演説をぶった。時には，他患らがＱさんのふるまいにあまりにもうんざりして，彼を襲うぞと脅し，身の安全のために隔離されねばならなかった。キーワーカーが言うには，Ｑさんは，彼に異議を唱えたスタッフに対して苦情を申し立てるという前歴があり，彼の不服を話しあおうとして，ユニットの医長や主任病院管理者との面談をとめどなく要求した。このような面談によって，自分は重要人物であるという感覚が強まって，自分自身を有力者と懇意の者であると目し，彼の希望に添わぬなら，そのスタッフを病棟から排除できると吹聴するようになった。

　Ｑさんは，資格を取得したばかりの女性スタッフに「グルーミング**」するという前歴がある，とキーワーカーは報告した。その前の週に，Ｑさんは，自分のプライマリーケア・チームの所属ではない女性看護師に，自傷したい気分だと訴えて近づき，その看護師を長話に引っ張りこんだ。ユニットの静かな一角で話し込んでいる２人に気づいたとき，キーワーカーはたちまち罪悪感と責任を感じ，自分の患者から同僚を守れなかった，と恐ろしくなった。キーワーカーがどうしたのかと声をかけると，その資格取得間もないスタッフは，Ｑさんが抑うつ状態なので相談にのっていると言った。なぜＱさんのキーワーカーである自分を呼ばなかったのか，とＱさんに問うと，自分が望む相手誰とでも話す自由があるべきだし，キーワーカーが役に立つとは思わない，と言い張った。その後Ｑさんは病棟管理者のもとに直行し，キーワーカーの交代を要求した。このリクエストが却下されると，彼は極度に口汚くなって，この扱いは彼の人権を侵害していると主張した。彼は，ユニットからキーワーカーと病棟管理者を外させるつもりだと言い，そしてまたもや医長との面談を要求した。キーワーカーは，「この患者の苦情申し立

**　** 性的行為をする目的で，若年者などに接近し，壊柔する行為のこと。

てにはうんざりだ，専門家としての信望や業務を遂行する力が，いつもいつ
も傷つけられるのだから」と言って発表を終えた。キーワーカーは，Qさん
に，てんで役立たずだと感じさせられた。彼はしょっちゅう，落ち着かない
惨めな精神状態で帰宅し，患者が登場する悪夢を見るほど，大変ひどい有様
なのだった。

　指標犯罪で，Qさんは援助が必要な人のふりをして被害者を捕まえた。被
害者をねじ伏せ強姦することで，彼は被害者に対する性的能力もとい権力と
支配の感覚を高めた。彼は攻撃的に，乱暴に，相手の女性の願いや望みに思
いを馳せもせず，自らが望むものを奪った。Qさんは，ぺてんのように援助
が必要な人の役を演じ，自傷の脅しでもって若い女性スタッフを人目につか
ぬところに捕まえて，指標犯罪を入院ユニットで象徴的に繰り返した。自分
のプライマリー・チームのメンバーとだけ個人面談の時間を持てる，と明記
してある治療計画を知りながら，彼のものではない治療上の接触を攻撃的に
盗み取った。彼は病棟で，指標犯罪でみせたのと同じ，攻撃的で詐欺のよう
なふるまいを再現し，彼の望むものを同意なしに手に入れ，標準の約束ごと
に抵触した。このようにして，彼は女性から，当人に何の気遣いもなく自分
の望むものを奪い取って，父親の薬物に酩酊した乱暴なやり方に同一化した
のかもしれない。苦情を表明するための医長との面談が認められると，医長
とキーワーカーを分裂させるのに成功したと確信し，Qさんの躁的で誇大的
な精神状態に燃料が投下された。資格取得間もない看護師が患者と話してい
るのに気づいたときのキーワーカーの逆転移は，Qさんのケアや援助との関
わりの破壊的な性質を浮き彫りにする。キーワーカーは，虐待的で誤った体
験から資格取得間もないスタッフを守れなかったと感じた。このことは，Q
さんが心的退避を維持し，援助の申し出を乱暴にねじ曲げて攻撃すること
で，自分の障害や，援助の必要性を打ち負かしていたことを示すものであっ
た。キーワーカーの逆転移は，Qさんが，脆弱な人から援助を引き出すため
に偽りの脆弱さを利用する，という恐怖にまつわるものだった。そして，指
標犯罪の反復として被害者を捕まえ，彼のものではないものを力ずくで奪い
取った。

考　察

　APD の診断を受けた患者は，そのケアを担う者に非常に難しい臨床課題を呈示する。彼らの暴力行為への指向は，誘惑的ないしは愛嬌があることもあり，ケアを担うもの同士お互いに対抗させあう。新任のスタッフは，患者を「救い出す」ことが可能だとか，自分と患者は特別な関係にあるとかと信じ込むように患者にたぶらかされる可能性があって，特に被害に遭いやすい。

　こうした患者の一部の者が引き起こす脅威は，身体的な暴力だけとは限らない。彼らのケアをする者に与える心理的な作用にも関わるのだ。ケアに対する倒錯した態度もありえ，それは精神保健の専門家との関係にも引き継がれる。そして優れたケアに対する攻撃が，自らの世話をする者への羨望とあいまって，優れた治療業務に必要な環境を蝕むことがある。彼らは，いくばくかの意味や一貫性の感覚を有する人格を手に入れようとして，他者の属性を乗っ取り，同一視化をなす場合もある。それは，患者の根底にある障害や治療の必要性を覆い隠す，偽りの自己同一性の基盤である。

　APD 患者は，抑うつ的ないしは迫害的な不安から自らを防衛するために，精神病的な機制を用い，なかには反社会的な人格構造が，根底にある妄想型精神病に対する防衛として機能する患者もいる。こうした患者は二重診断の状態に罹患していると考えると，より正確かもしれない。異なる臨床像で表される 2 つの別個の心的構造を有する，ということだ。その患者の人格の内側で，根底にある複数の心的構造が力動的に関わりあって作動する。こうした力動的な関わりは，その影響力のバランスが，一方の心的防衛や心的組織の組み合わせから他方の組み合わせに入れ替わるに伴い，外的・内的な圧力に応じて変化する（Hale & Dhar, 2008）。

　そのような患者に対する，そして彼らと関わるスタッフに対する優れた心理的ケアにとっては，臨床スーパービジョンや省察的実践*** の機会が不可欠である。反社会的な患者を扱う際，臨床家は，患者の行為やふるまいの精神病的な過程に周波数を合わせねばならない場合があるので，患者の内的世

界や無意識のコミュニケーション，転移・逆転移について考えることと，心のさまざまな水準について考えるモデルをスタッフに提供することは，特に重要である（第2章を参照）。精神分析的スーパービジョンは，治療上の関与の質に焦点をあてることで，リスク評価や治療適合性の判断に対し，不可欠の軸を加えることができる（Yakeley, 2010b）。的確なリスク評価には，患者の内的世界のさまざまな側面同士の関わりあいを考慮に入れる，患者の心の力動モデルが必要だ。リスク評価においては，患者の精神状態が，リスク水準の変化に影響をおよぼす様子を考慮に入れる必要もある。

　最前線に立つスタッフを支えるために，そしてこうした患者が呈する臨床課題に精通するために，管理者がAPDの複雑な本質を理解していることも必須である。臨床スーパービジョンやコンサルテーションは，スタッフおよび患者の心理的な健康のために必要なのだ。こうした患者にはチーム・アプローチが必要で，スーパービジョンでは，チーム・プロセスについても検討し理解する必要がある。時には患者の苦情を，根底にある臨床課題に関するコミュニケーションとして考察することが適切な場合がある。それにより，スタッフと患者，双方による，境界の侵害や行動化を減ずることができると期待される。

　最初の事例検討では，スーパービジョン・グループは，Nさんがプログラムに参加した他の患者たちに自らの無能さを投影することによって，未熟で倒錯的な精神状態であるという現実から自らを防衛した有様について考えることができた。その有様の結果として，Nさんは，自分の問題は治癒したという確信を好き勝手に抱き，そのプロパガンダに耳を貸すことをプライマリー・ナースに強いた。治ったという彼の確信に看護師が異議を唱え，曲解であることを思い起こさせると，彼は襲われたと感じ苦情を申し立てた。したがってスーパーバイザーは，継続的なスーパービジョンと患者とのやりとりについて考え抜くために，看護師への支援をおこなうという計画を提案し

***　たとえば『省察的実践とは何か——プロフェッショナルの行為と思考』（ドナルド・A・ショーン著，柳沢昌一他訳，2007）を参照。対人援助職などの実践において，事後的にだけでなく，実践行為中にも省察を積み重ねていくことで，実践を深めていこうとするあり方のことを指す。

た。この例では，患者の挑発的，攻撃的かつ倒錯的な本質が看護師を刺激して，Ｎさんと言い争いをさせた。看護師には，患者の挑発に対し，当然ながら起こる強い逆転移反応をコンテインする手助けが必要であった。スーパービジョン・グループは，看護師が専門家としての落ち着きを取り戻して維持するために，苛立ちについて話しあい，考えることができる場所になった。

　２つ目の事例検討で，スーパーバイザーはプライマリー・ナースの逆転移を活用して，看護チームの見解と医師チームの見解の間の分裂を理解した。Ｏさんは治療に対して無責任な態度をとり続けたけれども，根底にある妄想および不適切さや屈辱の感覚を覆い隠すために，怠慢な態度を用いてもいた。スーパービジョン・グループは，チームが看護と医師の見解を統合し，臨床上の焦点を取り戻すのを助けることができた。

　３番目の事例検討で，スーパーバイザーは，力動的フォーミュレーションを導出するために，Ｐさんの病歴や病棟における臨床像に関する考えに併せて，病棟管理者の逆転移を活用した。その結果チームは，彼が，彼自身や他患らに対するスタッフ・チームの機能を，競合的に乗っ取ることで，従前の精神病理を病棟で行動化している，という事実を顧みることができた。

　４番目の事例検討は，病棟におけるＱさんの指標犯罪の反復に注意が向けられ，彼が治療を活用可能かどうか疑問が生じた。指標犯罪の象徴的な反復から経験の浅いスタッフを守ろうとしてキーワーカーが介入すると，患者は，キーワーカーの評判を台無しにして傷つけようとすることで報復した。スーパーバイザーは，患者が精神科医長を自らの躁的で倒錯的な防衛と結託させることによって，同僚看護師らから分裂させることができる様子も指摘した。キーワーカーであった看護師が抱いた，自分は搾取から新任看護師を守れなかったという逆転移感情は，Ｑさんの治療においては，常に臨床上の難題であった。

　APD 患者は，自らの内的世界の望ましくない側面を取り除き，根底にある精神障害を，強力な心理機制や具象的な身体行動によって伝えてくる。患者は，ケアを担う者に，ある特定の反応をさせることを意図して行動し，精神保健の専門家に，あらかじめ書かれた「脚本」に沿って反応するよう促す場合がある。こうした患者は，ケアと複雑な関わり方をして，治療チームの

努力を攻撃し，蝕む可能性がある。権威に対して悪意に満ちた関わり方をする可能性もあるし，虐待的で支配的な人物像に同一化する傾向がある。時には，喚起された感情のあまりの強さに，専門家はまるで自分が「窮地に追い込まれた」ように感じることがあって，患者の挑発に対する反応として行動化するか，あるいは行動化するのを恐れるがため心理的な距離を置く。治療業務は，危険や障害に絶えず悩まされるもので，患者は時を経て，ようやく治療に対し真の関心を明らかにするのかもしれない。反社会性の患者は，自らの障害の本質を覆い隠すこともあり，病棟という設定内での指標犯罪の再演は，巧妙かつ反復的である可能性がある。

　こうした困難な状況下では，臨床スーパービジョンや省察的実践の機会は，スタッフに対する必須の支えになる。ミンネが言うように，精神分析的な理解は「反社会性パーソナリティ障害患者の伝染性の作用について考えるモデル」になりうる（Minne, 2008, p. 28）。反社会性の患者は，有意義な関与を回避する不正なやり方で治療関係を用いる場合がある。精神分析的スーパービジョンは，スタッフに，そのような関わりの破壊的な本質について，ならびに，混乱させられる患者のふるまいの意味するところについて，顧みる機会を提供する。そのような患者に対する逆転移を理解することは，スタッフの心に無益にも宿されることになった，臨床状況の不健康な側面という汚染を除去するために不可欠である。反社会性の患者は，始終，罪悪感や責任感を投影する。彼らは，不正な関係を求め，スタッフをサド・マゾヒスティックな関係に誘い込む可能性もある。スーパーバイザーは，他のスタッフよりも汚染されていない状態でい続け，患者のコミュニケーションの直接的な作用から距離をとり続けるという特権的な立場にあって，行動や反応の無意識的な意味について，より自由に考えることができる。そのため精神保健の専門家と患者，行動と反応という二者関係を，思考や意味を表す，スーパーバイザーないしはスーパービジョン・グループとの三者関係に変えることができるのである。

第5章

精神病的な波長に周波数を合わせる

　精神病的な状態の患者は，自らの心理的な問題を「具象的な思考」や「具象的な行動」を介して伝えてくることが多い。この形の思考は柔軟さがなく，象徴的な思考に必要な「あたかも」という質を欠く。したがって，連想や想像の余地がない。この種のコミュニケーションは，その心理的な意味を剥ぎ取られており，情緒的な意義を理解しやすい形では伝えてこない。ハンナ・シーガル（Segal, 1957）が描き出した，物事を表象するために用いられ，情緒的な意義を伝える「象徴」と，それ自体がその物事であると感じられる「象徴的等価物」の違いがそのよい例である（第1章を参照のこと）。

　こうしたコミュニケーションの，字義通りで具象的な性質は，それを聴く者に，内容について自由に連想させないばかりか，字義通りで具象的な反応をさせる。そのため，精神病患者を扱う仕事をする精神保健の専門家には，自分自身の象徴的思考，自由連想，想像力を活用することで，死に絶えたようなコミュニケーションに，いまいちど，いくばくかの情緒的な意義や生命を吹き込もうと試みる，という任務がある。リチャード・ルーカスは，このレベルのコミュニケーションを「精神病的な波長」と言い表し，スタッフは，この精神病的な波長に「周波数を合わせ」なければならない，と論じた（Lucas, 2009e）。そのようにしてスタッフが，患者のコミュニケーションに「周波数を合わせる」ことができると，患者の妄想世界に関する独り言を，彼らの心的状態に関する有意義な対話に変える役に立つ。

　けれども，具象的なコミュニケーションのもつ無感覚にさせる作用が，精神保健の専門家の，患者について考える普段の力を妨げることがある。省察的実践やスーパービジョン・グループは，スタッフが情緒的に有意義な方法

で患者に関わる力を回復するのを助ける。このようなものは不必要な贅沢品ではなく，むしろ，すべての優れた精神保健実践に不可欠なものと目されるべきだ。精神分析的なアプローチは，精神病的な状態を理解しようとする際に，特に有意義だとわかった。精神病的な状態に関する唯一の考え方だと言っているのではない。そうではなくて，無意識の心理過程に光をあてることで他の考え方を補完できる，ということだ。精神分析的心理療法は，統合失調症に罹患する患者に対しては，その利するところは限定的な可能性があると論じられることがあるが，しかし精神分析的な考えは，精神病的な心や，精神病的なコミュニケーション手段について，貴重な洞察をもたらすものだ。こうした洞察は，スタッフの臨床的な理解や管理の一助になるために，結果として，適正な種類の心理的，医学的，社会的支援を提供する目的で，患者のニーズを評価する際に役立つことがある。

事　例

逆転移を介して患者の具象的コミュニケーションを理解する

　ある入院病棟の，プライマリー・ナース，病棟管理者，作業療法士が，女性患者 R さんの事例を報告した。

　R さんは 32 歳，統合失調症の診断を受けており，病棟で幾多の問題を起こしていた。プライマリー・ナースによれば，患者は子どもっぽくて，服を全部脱いでしまう癖があった。この手のふるまいによって他患たちが不安になっており，看護スタッフは腹に据えかねている，と病棟管理者が言い添えた。入院してこのかた，患者のふるまいには何の変化もない，と病棟管理者は言った。R さんは，大変幼い行動をとっていて，病棟のアクティビティから外さねばならないほどだ，と作業療法士は述べた。患者の生い立ちや家族の状況について何か教えてくれるよう，私はチームに頼んだ。患者は両親と同居していて，自室に一人きりで長時間を過ごしている，とプライマリー・ナースが語った。彼女は 10 代後半から，何らかの学校教育をやり通したり，仕事を続けたりする力をほとんど示していなかった。けれども父親は依然，

彼女は職を得て結婚することができると信じていた。父親は支配的な性格
で，娘は「立ち直って，夫と仕事を見つけて」当然だと信じている，と病棟
管理者は述べた。プライマリー・ナースは，Ｒさんが「巨大な男が頭の上に
座っている」という妄想的信念を表明し，それを単調で活気なく，何の感情
も欠けた調子で報告したと付け加えた。

　「巨大な男が頭の上に座っている」というＲさんのコミュニケーションの，
字義通りで具象的な性質は連想を誘わず，連想の余地さえ残さなかった。聴
き手は患者に同意して，患者の頭上の男に関する無意味で妄想的な独り言に
合流するか，あるいは同意せず，頭上に男なんかいないと言って，同様に無
意味な言い争いになるかのいずれかに誘い込まれた。「巨大な男が頭の上に
座っている」という，平坦な情緒と具象的な事実の字義通りの発言は，象徴
的な意味や情緒的な結びつきの可能性を排除するためのもののように見え，
象徴的な水準での関わりに聴き手を誘うことがない。当然ながら，精神保健
の専門家は，言い争うか無視するかのいずれかによって，無感覚に成り果て
た精神病的な独り言に反応するのだった。
　私の解釈は，頭の上に座っている男とは父親であって，正常な発達を期待
することによってＲさんを打ちのめしており，彼女はそれに応えることが
できないと感じている，というものだ。父親自身の執心や不安のために父親
が結婚や就職を強いている，と彼女は体験していた。スタッフ・チームが，
根底にある障害を本当に理解していないのに治療を進めさせようとしていた
ので，この状況が病棟で再演された。Ｒさんは服を脱ぎ捨て，人々に自分を
見ろと要求することで，こうした期待に抗っていた。問題は，心ではなく身
体に注意を求めるという具象的な行動を介して，彼女が問題を呈示したこと
である。
　Ｒさんのふるまいは，彼女の情緒的な年齢を正確に示すものだ。つまり，
32歳の女性というより，３歳の女の子に相応のものである。私がプライマ
リー・ナースや看護チームに提案したのは，誰かが彼女と面談する必要性
や，彼女を真剣に受け止める必要があるということを，自分たちは理解して
いる，とＲさんに伝えるというものだ。プライマリー・ナースは，就職や

結婚を強いられる不安について，Rさんが探求してみることを手伝う必要が
あった。さらに両親の期待同様，前進せよという病棟の要求に合わせねば，
というプレッシャーの下にあるとRさんが感じていることを理解している，
と説明する必要があった。自らの人生について患者はどう感じているのか，
何を願うのか，プライマリー・ナースが探ってみることも役に立つかもしれ
ないとも提案した。それと同時に，看護スタッフがRさんに作業療法プロ
グラムへの参加を促す必要性について，我々は話しあった。もしRさんが
服を脱ぎ始めたなら，要求や期待に押しつぶされると感じるときに通常通り
にふるまうのは，彼女にとって難しいことに違いないと我々看護スタッフは
理解している，と伝えるのもよいだろう。頭の上に座る男に何をすべきか指
示されているのに，自分自身のことや，人生に何を望むのかを考えるという
のは，Rさんにとっていかに難しいことか，と伝えることも提案した。その
あとでスタッフは，Rさんは自分たちに彼女の身体を見せようとしている
が，彼女の考えや気持ちについても一緒に考える必要があると思う，と言え
るだろう。

　次の週，チームはRさんについて再び報告し，彼女のふるまいと精神状
態のいずれにも顕著な改善があったと述べた。あるケア計画を始め，現在
チームはそれに従っていると病棟管理者は説明した。それは，Rさんが服を
脱ぎ始めたなら，スタッフが彼女を病室に連れていき，彼女が物事を不安に
感じていると理解している，彼女には不安についてプライマリー・ナースや
心理士と話をする機会がある，と説明するというものだ。Rさんは作業療法
に定期的に参加し始めていて，以前より集中できるようだ，と作業療法士は
言い添えた。我々は，病棟が，Rさんの問題を認識することも含めて，彼女
についてより現実的に考えるため，家族に対して何らかの働きかけをする必
要がある，とも語りあった。
　2週間後，病棟管理者は，スタッフが家族と面会したと述べた。そのとき，
プライマリー・ナースの励ましも得てRさんの母親が口を開いた。父親が
娘に非現実的な期待を抱いている，家族はもっと現実的にならなければいけ
ない，と母親は訴えた。この面会のあとRさんの精神状態は著しく改善し

た，とプライマリー・ナースは言った。我々は，退院後に患者を支援する退院計画の必要性について話しあった。個人面談を続けるだけでなく，リハビリテーション・プログラムや家族に対する支援を受け続けられるよう，デイ・ホスピタルへの紹介も必要だろう，と合意した。数週間後，Ｒさんは退院して家族のもとに戻り，薬物療法と個人面談ならびに家族面談目的で，地域精神医療チームに紹介となった。病棟チームは，Ｒさんのために行った仕事に満足したし，チームが一丸となって働いたことを喜んだ。

　１カ月ほどのち，スーパービジョン・グループの冒頭で，緊急に話しあわなければならないことがあると病棟管理者が言った。Ｒさんが過量服薬し，不穏な状態でその病棟に再入院したのだ。Ｒさんはかつてのふるまいに退行していたが，前回の入院時よりも反抗的であると病棟管理者は述べた。スタッフに対して大声をあげ，紅茶を淹れろやら病室を片付けろやら要求していた。病棟管理者は，感情を込めて，「大至急なんとかしなければならない，この挑発的なふるまいが続いたなら，絶対に他の患者の誰かに暴行されてしまうだろうから」と語った。続いてプライマリー・ナースは，地域精神医療チームが彼女に対する支援を終了してしまい，父親が，結婚相談所に加入しろ，職業安定所に登録しろと言い募っている，と述べた。この臨床上の難題に対し，緊急の解決策を考え出さねばならない，さもなければ，ある種の爆発的なインシデントが発生するだろう，というのがスタッフ・チームの気持ちであった。

　私が考えたのは，これは分裂した逆転移を介し，患者の内的世界について何かを伝えてきている，ということだ。スタッフ・チームは，一方では，Ｒさんの横暴で威張り散らすふるまいに気がおかしくなると感じるのに，もう一方では，彼女の未熟で無謀なふるまいが，彼女の身に対する他患からの何らかの暴行につながるのではないかと心配していた。そのふるまいをとおして，スタッフは，Ｒさんであるというのがどのようなものか，体験させられていたのである。父親の願いに合わせねばならぬ，という要求に虐げられたと彼女は感じたが，それと同時に，自分は期待された通りにふるまうつもりのない反抗的な子どもだ，とも示していた。Ｒさんが，頭の上の男が望むこ

とをするよう指図され，プレッシャーをかけられたように感じたこと，何が欲しいか，何を求めているか，自分で決める自由はないと感じたこと，それを自分たちスタッフは理解している，とRさんに語りかけることで，スタッフは，毅然としながらも思いやりある態度をとることができると思う，と私は言った。他人の要求や期待に立ち向かう準備はできていないし，継続的な作業療法的，社会的，心理的なサポートが必要だとRさんが考えるのは，恐らくもっともなことだ，とチームが認識することが重要である，とも考えた。我々は，病棟チームが，Rさんの生活上の手配も含めて，退院計画を再評価するための必要要件について話しあった。そのなかには，こちらから訪ねていくか，あるいは病棟回診に招くかのいずれかによって，地域サービスに対するアセスメントも含めるべきだ。入院ユニットは，利用可能な支援の種類や，その支援をRさんに提供できる期間の長さについて，地域チームに教えてもらう必要があったのだ。このようにして，退院後，患者に必要であると考えるものと，実際に利用可能なものとを一致させることができるだろう。

　精神保健の専門家，なかでも特に長時間にわたって患者と一緒におり，さまざまな役割で患者に会う看護スタッフは，想像力を用いる力あるいは自由連想する力に併せて，自らの感情を回復するための，勤務の引き継ぎ時間や省察的実践，スーパービジョンが必要である。スーパーバイザーは特権的な立場にある。すなわち，当該の患者と直接的に関わっておらず，したがって患者の具象的な投影の影響を受けていないので，スタッフ自身の想像力を活用し，コミュニケーションの意味を考えつつも，スタッフ自身を患者の投影の作用から区別するよう励まし，区別できるようにさせるのである。それによって，発表者の看護師やスタッフ・グループは，例えば頭の上に座っている巨大な男という妄想的なイメージが，実は父親の期待にのしかかられ，押しつぶされているというRさんの気持ちに関連している，と考え始められるだろう。現にRさんは「巨大な責任をすべてひとりで担いで」いたのだ。こうして具象的なコミュニケーションに，失われている情緒的な意義を取り戻すことができる。その後で，この仮説を批判的に吟味し，臨床像から得た他の諸情報との関連で意味をなすかどうか考えてみる必要がある。

この種の情報は，患者のふるまいに関する観察を補完し，患者の内的世界への接近を可能にする。患者の精神状態や症状の理解に，深みや複雑さを加えることもできる。Rさんの頭上の男に関する妄想的な独り言を，彼女の気持ちに関する対話に変えるすべになる。彼女の身体的現実の性質に関する議論から，情緒的現実の性質に関する議論に立脚点を移す，ということだ。それがかなえば，スタッフは，具象的で身体的なコミュニケーションを，情緒的で有意義な対話に変換できる誰かを探し求めている患者の部分に周波数を合わせることができる。

患者による合理化の作用からスタッフが距離をとることを助ける

男性CPNが，「ある新患について話をしたい，どう考えたものかわからなくて」と言った。

男性患者Sさんは，45歳，妄想型統合失調症の診断を受けていて，何年にもわたり，精神保健療養所に住んでいた。前の週，CPNはその療養所の管理者から電話をもらい，Sさんがどんどん孤立していって，他の住人たちに口論を吹っかけるようになっている，と言われていた。CPNは1週間以内にSさんを訪ねる手はずを整え，そしてその面会のあと療養所の管理者に会ったそうだ。

CPNの報告によれば，Sさんは穏やかで道理をわきまえた男性のように思われ，他の住人たちが排水管をこつこつ叩いて，彼に正気を失なわせようとしていると言っているらしい。これが彼の具合を悪化させており，そのため，彼は共同住宅の一部屋に引っ越して，一人暮らしをしたいと考えていた。私はCPNに，患者の精神状態の評価を教えてくれるよう尋ねた。すると「何か精神病の兆候や症状があるとは思わないし，Sさんは，彼が療養所で体験している苦難について道理をわきまえた会話を保てる。他の住人たちが本当に排水管を叩いているのではないだろうかと思う」とCPNは答えた。Sさんのために単身者用の部屋を確保できる可能性について，CPNが住宅組合に問い合わせもしたそうだ。療養所の管理者と話をすると，管理者は，確かにSさんが奇妙なふるまいをしていて，他の住人たちに癇癪を起こして

いる，と請け合ったという。療養所の管理者は，Ｓさんは自分に精神疾患があると信じていないので，処方された抗精神病薬を数週間にわたり拒んでいる，とも言った。

　Ｓさんと一緒にいたときに感じたことをつかめるか，と私はCPNに尋ねた。Ｓさんはとても緊張が高く，警戒していて，自らの見解に若干凝り固まっているようだが，それは自分が比較的新米のCPNであるせいではないかと思う，と彼は答えた。続いて私は，Ｓさんの妄想的信念について何か知っているか，と問うた。知らないけれども，2年前の，前回の入院時に，Ｓさんの妄想的信念について，記録に記述があったのを見た記憶がある，とCPNは言った。Ｓさんは，1980年代にアイルランド共和軍（Irish Republican Army; 以下IRA）から薬物を買って以来，その支払いをめぐってIRAに追われ続けていると述べて，妄想状態で，精神保健法のもと，病院に入院させられていた。

Ｓさんはブレイクダウンしつつあるが，合理化によって精神病が覆い隠されている，と私は考えた。いまいちどCPNがＳさんに会って，なぜ他の住人たちが排水管をばんばん叩いていると思うのか尋ねてみることを，私は提案した。自宅に関しては，なぜ単身者用の部屋に引っ越すことが問題に対する解決策だと思うのか，Ｓさんに問うてみるとよいだろうと考えた。そして最後に，CPNが面会の直後にＳさんが言っていたことに関し，自分の考えや気持ちを書き留めたなら，きっと役に立つだろうと考えた。

　その翌週，CPNはスーパービジョン・グループで，療養所の管理者が連絡してきて，Ｓさんのふるまいが悪化していっており，退去を求めることも考えなければなるまいと言うので，管理者に会いに行った，と言った。続いて，Ｓさんとの面会について語るには，患者は最初は慎重に話し始めとても穏やかであったが，どんどん緊張が高まって，腹を立てていったそうだ。排水管をこつこつ叩いている他の住人たちについてＳさんが語り始めたとき，CPNはなぜ彼らがそんなことをしていると思うのか問うた。Ｓさんはさらに少し興奮して，他の住人たちはみなIRAとつながっていて，自分の気を狂わ

せようとしている、と述べた。CPN はこの時点で、S さんに現実を「はっきり説明しよう」と意を固めた、とスーパービジョン・グループで語った。CPN は S さんに、療養所の管理者から、S さんが他の住人たちに攻撃的になっていると報告があった、その逆ではない、と告げた。突如として S さんは非常に憤慨して、自分が嘘をついていると CPN が責めるなんて信じられない、と言った。CPN は、S さんにいささか恐れをなし、S さんの感情の激しさにかなり面喰らったと語った。発表のさなか、CPN はしばし黙り込み、S さんの部屋はぐちゃぐちゃになりつつあるし、入浴をしなくなったようだ、と言い添えた。

　スーパービジョン・グループでは、S さんとその障害について、患者の自我の中での、人格の精神病的な部分と非・精神病的な部分の間の分裂を説明したビオンのモデルを用いて考えることができた (Bion, 1957)。そうなると、人格の精神病的な部分は、あらゆる情緒的な結びつきやつながりを憎み、情緒的な苦難や葛藤を知覚したり理解したりするあらゆる能力を断片化して、万能的なやり方で作動し、援助を求めて他者に依存しているという認識を憎悪する。精神病的な部分は、複雑で情緒的な問題を、具象的な身体行動で解決しようともする。人格の精神病的な部分は、情緒や情緒的問題を理解して援助を求め他者に依存していることを認識できる、人格の非・精神病病的な部分ないし健全な部分と、きわめて有害な競合関係にある。
　議論を経て、グループは、S さんが現実認識から身を守るため、薬物の作用のように彼を麻痺させる心の精神病的な部分に支配されている、と結論づけた。S さんは精神病性疾患を有する人で、深刻かつ長期的な精神科疾患を有する人々向けの療養所に住んでいる、というのが現実なのである。けれども、S さんの精神病的な部分は、自分は穏やかな道理をわきまえた人間で、自分の気を狂わせようとする横暴な人々に囲まれていると思い込むことによって、この現実を否認した。
　S さんの人格の精神病的な部分は、健全ながらも不安をかきたてる彼の洞察、すなわち自分は精神疾患に罹患している人だという洞察を、他の住人たちに投影した。このような不安をかきたてる認識は、常に S さんの心の中

に押し戻ってきて，彼は何も問題ないというその確信を蝕む恐れがあった。Sさんの健全さが排出されたあとには空洞が残され，その空洞は，健全な者とは自分である，という精神病的信念を保った妄想体系で満たされて，唯一の問題はといえば，他の住人たちから物理的に離れなくてはならない，ということなのだった。本当に彼は，自分の正気は，自分の気を狂わせようとしている住人たちから逃れる能力にかかっている，と思い込んでいた。このようにしてSさんは，現実を逆さまにした。つまり，自分には何ひとつ問題はなく，何の助けもいらないという横暴な精神病的信念に支配されてしまい，自分の正気を，ブレイクダウンを引き起こすぞと脅してくる敵かのように扱った。彼の妄想体系の中では，テロリストたるIRAは，Sさんの正気を表すものであり，Sさんの精神病は，彼の穏やかな「問題なし」の見た目で表されていた。Sさんの精神病的な部分は，Sさんの精神病にCPNを合流させ，精神保健療養所から転出したいというSさんの要望が，完璧に健全かつ合理的であると合意させることで，まるで療養所から逃げ出せば，彼の狂気から逃げ出すことができる，ゆえに問題を解決できるかのように，彼独自の現実の翻案を合理化したのだ。ところが逆に，そうなってしまえばSさんは，自分はCMHTや精神保健療養所のサポートや援助が必要な，精神疾患を有する人である，という認識からさらに遠く離れてしまうだろう。いかなる問題，いかなる援助の必要性も認めることがない，自ら作りだした妄想世界に，さらに入っていってしまうだろう。彼の精神病的な部分は，自分は自立しているという万能的な確信や情緒的な困難から距離を置くという彼の対処法を，洞察が破壊してしまうことを恐れていた。けれども，Sさん独自の出来事の翻案に異議を唱える療養所の管理者と話をした，とCPNが告げると，その穏やかな精神病状態はブレイクダウンした。

　精神病患者への治療アプローチについて述べている論文で，ビオンは，精神保健の専門家が，患者の健全な部分に話しかける必要性について概説した（Bion, 1955, p.255）。それが可能な状態でないのなら，スタッフは，家族の構成員か患者の交友関係内で，健全な人物を見極めて話をする必要がある。療養所の管理者は，いろいろな意味でSさんの社会構造における健全な人であり，この女性管理者は，Sさんと関わるに際しての困難な役割についてサ

ポートを求めていたのである。CPN は療養所の管理者に，彼女の懸念を真剣に受け止めていること，S さんのケアに関する緊急再評価会議に彼女も招くことを請け合う必要がある，と私は言った。CPN が S さんの精神科医長と，彼の精神状態，威嚇行動，服薬を中断していることについても，緊急の話しあいを持つ必要もあるとも考えた。

　CPN は私に，「自分や医長は，S さんとどんなふうに話をしたものだろうか，攻撃的な爆発を引き起こしたくないので」と尋ねた。CPN は，医長や CMHT リーダーと，リスク因子について話しあう必要があった。精神保健療養所から距離をとったり，転出したりすることによって，いかなる情緒的困難をもどうにかできると信じ込んでいる自分自身の部分に支配されるというのは，彼にとって非常に困ったことに違いないと理解している，と S さんに言うところから始めてはどうだろう，と私は提案した。援助やサポートの必要性を認めるのを拒んでいる自分自身の部分に，何をすべきか命令されるというのは困ったことに違いない，と言うのもどうだろう，とも述べた。もし彼がこの話しあいに関与できないようなら，彼には精神科のケアから離れて再発した前歴があることを S さんに思い起こさせ，処方薬をまた服用し始めるよう強く勧めることもできよう。そうすることは，自給自足でありたいという彼の気持ちをどうにかする助けになるだろうし，願わくは，彼がケア・チームともう一度関われるようになるだろうから。

　2 週間後，CPN は医長と一緒に S さんと面会し，前回のスーパービジョンで私が提案したことの一部を S さんと話題にした，と語った。CPN が言うには，最初 S さんは異議を唱えたが，CPN と医長が真剣に心配していると気づくと，急速に落ち着いたそうだ。S さんが聞く耳を持ったので驚いたし，彼はほっとしたように見えた，と CPN は述べた。そして，CPN が隔週で訪問することと，S さんの CPA 会議に定期的に管理者を招くことで，療養所の管理者と合意に至ったそうだ。数週間後 CPN は，S さんが低容量の抗精神病薬を服用している，と報告した。それが S さんを落ち着かせる役に立ったようで，彼は他の住人たちと関わり始めてさえいるのだった。

患者を救済するという衝動から精神保健の専門家が距離をとるのを助ける

入院部門所属の，ある女性精神科医が，男性患者Tさんの事例を発表した。

Tさんは30歳男性，妄想型統合失調症の診断を受けており，精神科医は，裁判所のダイバージョン計画の一環として，刑務所内でのアセスメントを依頼された。Tさんは家宅侵入ならびに脅迫行為で逮捕され，起訴されていた。彼はある女性の自宅に押し入って，服を脱ぎ，性行為を要求した。女性が拒否すると，自分と性行為しろと言いつつ，ただそこに突っ立っていた。Tさんは女性に危害は加えなかったものの，性行為を要求し続けた。女性は警察に電話し，彼は逮捕され，起訴された。

精神科医がスーパービジョン・グループで語るには，Tさんのアセスメントをしたが，彼には好感が持てるし，恐ろしくはないと思った，ということだ。彼はとても受動的で，座って目を丸くして，感じのよい微笑みを浮かべ，彼女を見つめているのだった。Tさんは学校でいじめられていたが，やがて殴りあいの喧嘩をし，最終的に退学になった。10代の頃マリワナを吸うようになり，窃盗で幾度か逮捕された。最初の精神病的ブレイクダウンは18歳のときで，自分はキリストであるという妄想を抱くようになった。以来，司法療養所，刑務所，入院の精神保健ユニットを出たり入ったりしていた。

精神科医は，Tさんは自分が所属する急性期病棟に入院して然るべきであると判事に進言したい，と考えた。けれども同僚たちは，その病棟に彼を入院させることをあまり歓迎しなかった。自分たちがTさんをコンテインできるとは思わなかったし，彼の反社会的な行動のために，リハビリテーション用の療養所に移す際，困難が生じるだろうと考えたためである。

スーパービジョン・グループにおいて，精神科医は，精神医学的にみて病気なのだからTさんが刑務所に送られるべきだとは思わない，と述べた。彼女は，誰ひとり彼を引き取りたがらないことに憤慨し，サービスは「次から次へと」彼をたらい回しにすることによって彼の生育史を反復している，

と述べた。そして彼女は感情を込めて，彼には安定と治療の期間が必要だと思う，と言った。議論の中で，精神科医が当該患者にかなり執心し関与していること，忙しい仕事のスケジュールにもかかわらず，定期的に訪問していることが明らかになった。彼はとても幼い様子でふるまって，30歳の男性というより，よるべなき男の子のようなのだ，と精神科医は述べた。

女性たちの家に押し入り性行為を要求するパターンが，いろいろな意味で精神科医と再演されている，と私は考えた。Tさんは，人生に関するありきたりの心配や気持ちを外界に排出し，自ら創りだした妄想体系で自分の心を満たしたようだった。彼は，この妄想世界の中に住まって，自らの状況に関するあらゆる不安や抑うつの気持ちを外界に投影した。彼のスキゾイド的な，ぼんやりとした状態は，マリワナの使用によってさらにひどくなった。そしてTさんは，情緒的に虚ろで，自分自身から切り離されたように感じるようになり，自分はキリストであるという妄想の中に迷い込んだ。その後で彼は，女性たちの興味関心を惹起すべく自らを呈示したわけだが，それは彼女らが自分に家を提供してくれることを期待してのことだ。根底にある願いは，女性たちが自分を引き受けて，理想的なやり方で彼の世話を焼くことによって彼を崇めたてまつる，ということであった。

助けたいと願うあまりに，精神科医も，心配事の何もかもを取り去ってくれる救世主を探し求めるTさんに取り込まれ，乗っ取られた。逆転移の中で，精神科医は，患者を養い何もかも与えることができる救世主になった。グループ・スーパービジョンでは，精神科医の献身や思いやりの結果，Tさんを養い，刑務所から救い出せると信じることになった様子について考えることができた。その間，患者は，自分のケアに対する全責任を精神科医に投影し，退行した状態に留まっていた。

さらなる議論では，精神科医の同僚たちがこの事例についてかなり詳細に話しあい，彼らのユニットではTさんを管理できるとは考えなかった，ということが明らかになった，なぜなら，彼には精神保健ユニットから失踪した前歴があったし，判事が，精神保健ユニットが安全な場所として機能できるというある程度の確約を要求していたためである。精神保健チームは，自

分たちがTさんをコンテインできると法廷を納得させられるとは思わなかった。精神科医は，スーパービジョン・グループの助けを借りて，強大な救済空想から距離をとり，臨床判断や，一歩引いて，できることの限界も含めて，状況について考える能力を，いまいちど確立した。彼女は，Tさんを入院させるべく同僚を説得しようとするのをやめる決意をした。代わりに，彼を司法精神科ユニットに紹介することを視野に，刑務所内の精神科インリーチ部門* に連絡をとって，アセスメントできるか尋ねてみる可能性を考えた。

考　察

　以上の例は，なぜ精神保健の専門家には，精神病的な状態にある患者を扱う仕事について語り合うためのスーパービジョンや省察的実践の機会が必要か，その理由のいくばくかを説明するものである。彼らには，患者によるコミュニケーションの作用から距離をとって，自分自身として考える力を回復するための時間が必要なのだ。

　最初の事例で，スーパービジョン・グループは，患者のコミュニケーションの意味について考える余地を提供した。この議論の場において，スーパービジョン・グループのリーダーは，Rさんの頭の上に座っている男というイメージから自由に連想してみるようスタッフを促し，それによってスタッフ・チームは，失われていた情緒を，患者のコミュニケーションに取り戻すことができた。

　ジャクソン（Jackson, 1985）は，具象的思考が，身体行為によって情緒的な問題に対処することを目的としたふるまいに帰結する様子を概説した。この種の考え方の本質は，合理化で覆い隠されることが多く，まったく筋の通った一連の行動として表される。2つ目の事例で，Sさんが，自分の気をおかしくさせようとしている他の患者たちから，転居して離れることができ

---

* 　地域精神医療チーム（CMHT）と同等の精神保健サービスを刑務所内で提供する目的で2000年代初頭にイングランドおよびウェールズで設立されたNHS内の部門のこと。

さえすればすべてうまくいくという，完璧に合理的な信念を持った完璧に合理的な人間である，とCPNを納得させようとした様子がわかる。その時点でSさんは，自分自身の精神病的な部分に掌握されていたわけだ。つまり，身体行為で情緒的な課題に対処できると信じている部分に，である。けれども，そうしたコミュニケーションの本質は，Sさんの穏やかな道理をわきまえた態度に覆い隠されていた。CPNは，患者の病を否認する思考のあり方に半ば引きずり込まれて，問題は患者の心の中にあるのではなく物理環境の中にある，と考え始めた。CPNが「自分は何が起こっているのかわからない」と言ったとき，どうなっているのか疑問に思う力をいくらか保っていたけれども，自らの感情や，何が起こっているのか疑問に思う臨床的な思考力を活用する力から分断されてしまっていた。例えば，彼は自分自身にこう問わなかった。「なぜこの男は，重篤で永続的な精神疾患に罹患している人々向けの療養所にいるのか？」「なぜ彼は，精神保健療養所で，自分がただひとり，正気な者だと思うのか？」「なぜ彼は，薬物療法や療養所の従業員のサポートがなければ，ブレイクダウンするだろうと思わないのか？」あるいは「他の住人らとの関係において何が起こっているのか？」とさえ。CPNは，Sさんの否認や合理化の力に影響されて，Sさんの要求に対する自らの気持ち，疑問，疑念から切り離れてしまった。言い換えるなら，彼は自由に考え，自分の逆転移や「直感的な」反応に気づく力から分断された，ということだ。

けれどもCPNは，Sさんの病状を「どう考えたものかわからない」と気づいたし，スーパービジョン・グループを活用して，自由に思考する力や，患者の考え方や精神状態に関して疑念や疑問を表明する力を回復した。スーパービジョン・グループは，CPNが自らの感情といまいちど手を結び，さらに深く臨床像を吟味することを促した。スーパービジョンの第1セッションの終わりにかけて，CPNは，Sさんはかなり「緊張が高く」，考え方に「柔軟さがない」と感じた，と述べた。言い換えるなら，彼がSさんの考え方に同調しておく限りにおいてはすべてうまくいくだろう，という感覚に気づいたのだ。議論の結果，スーパービジョン・グループは，CPNが精神保健の専門家たるアイデンティティを回復し，自らの気持ちや専門家としての

判断力と再び手を結ぶことを助けることができた。ひいては彼が，患者の精神状態や患者のケアに伴うリスク因子を，より正確に評価する助けになった。

　精神病的な患者は，多くの場合自らの疾患を受け入れることが難しく，精神病の程度を覆い隠すために否認や合理化を動員する。精神病理の重篤さにも関わらず，健全で健康だとみせるのがことさらにうまい患者がいる，ともわかった。こうした患者は，精神保健の専門家の批判的な思考を骨抜きにし，合理的かつ道理をわきまえた人間であるかのように自分をみせるのに能力を発揮するようでもある。専門家がこうした患者と一緒になって精神病理の深刻さを否認すると，治療やケアにおける有害ないしは危険な見落としにつながることがある。精神保健の専門家は，患者の精神状態によってリスク因子は変わるし，それは患者が置かれているケアの設定次第である，と覚えておかなくてはならない。例えば，抗精神病薬による治療の間，入院病棟でケアされている患者の場合，退院となって地域社会に戻り，24 時間体制のケアがなくなったり薬の服用をやめたりするや否やリスク因子はすっかり変わる。

　3番目の事例検討で精神科医は，自分を養い，心的な家を提供してくれる女性を見つけたい，という T さんの願いに影響された。患者に対する精神科医の思いやりや関心は，患者が世話してくれる女性を探し求めていることにぴったりはまった。そして精神科医は自分の逆転移反応に囚われてしまった。精神科医は，スーパービジョン・グループを活用して，逆転移の作用から距離を置き，臨床的判断力を回復させた。そのようにして，彼女は患者を管理する上での，より現実的なアプローチを組み立てることができた。

　精神病性疾患を有する患者は，多くの場合，彼らの苦悩，関心事，懸念を，複雑でわかりにくい方法で伝えてくる。実際に彼らは，言語的，非・言語的なコミュニケーションの形式ばかりでなく，行為や症状を用いる可能性がある。コミュニケーションは，意識的なレベルだけでなく無意識のレベルでも生じるし，精神病的な種類のコミュニケーションと，非・精神病的な種類のコミュニケーションは違っている。人間関係も理解し難い用いられ方をするし，患者は，自らの人格の健康な側面だけでなく，破壊的な側面とも結びついている場合がある。精神病的コミュニケーションの難しさのせいで，精神保健の専門家は，コミュニケーションが断片化している有様に苦しめら

れ、打ちのめされることがある。その状態は耐え難いことがあり、必然的に精神保健の専門家が、患者やその障害から心理的な距離を置こうと試みる可能性がある。本当に、必要なスーパービジョンのサポートなしには、精神保健の専門家は、情緒的に切り離され、よそよそしくなることがあるのだ。

　抗精神病薬は迫害不安を和らげることができ、精神病的な状態の治療の重要な一端を担うというのは確かに真実だ。けれども、スタッフや資源の不足の結果、精神保健サービスによる薬物療法への過度な依存につながることもある。実際、精神保健の専門家は、時折、抗精神病薬を、患者の障害から心理的な距離をとるために用いることがある。他の形の治療介入法を犠牲にして、薬物療法の治療効果を「過大評価」する傾向もある、と私は考える。例えば、患者が精神病状態から回復する際の、優れた看護ケアや作業療法の役割は始終軽視され、抗精神病薬の治療的な利点が過度に強調される。そうは言うものの、薬物療法は、他の治療上の介入法と一緒に処方されると有益たりうる、と重ねて述べておく。

　精神病的な状態にある患者たちを扱う仕事における課題は、彼らの波長に気づき、精神病的な独り言を意味ある対話に変えることだ。それを可能にするには、スタッフは、患者の心に関心を持ち続け、好奇心を抱き続ける必要があるし、患者とのうんざりするような話しあいに「気をおかしく」させられ、ひいては精神的に苦しむ羽目になるリスクを引き受けなくてはならない。

　精神病的な患者は、具象的な思考や、うんざりするような妄想的独り言によってコミュニケーションをとってくることがしばしばだ（Segal, 1957）。それはつまり、情緒的な生気、つまり象徴の情緒的な意味が閉め出されたコミュニケーションの形だ。リチャード・ルーカス（Lucas, 私信, 2009）によれば、患者の精神病的コミュニケーションや、内的・外的現実に関する気づきへの攻撃、専門家におよぼすその作用について考えるため、精神保健の専門家には、臨床スーパービジョンや臨床的な議論をおこなう余地が必要なのである。次の章で述べるように、精神分析的アセスメントも、そうした患者の精神病的な波長に周波数を合わせ、うんざりするようなコミュニケーションに、活力や情緒的な意味を吹き込む過程に弾みをつけることに貢献する。

第6章

精神病的な患者の管理およびケアにおける精神分析的アセスメントの役割

　本章では，精神分析的アセスメントが，精神疾患の兆候や症状の背後にある患者の内的世界の，より深層の心的構造について，力動的な全体像を呈示できることを論じる。このようなアセスメントは，根底にある精神病理を隠すために否認や合理化を首尾よく用いる可能性があるような精神病的な患者において，特に重要である（第5章を参照）。精神分析的な見方に固有の発達論的な視点は，反復する行動パターンに臨床家が着目する際に有用である。これはリスク評価を深める上で役立つことが多い。なぜなら，将来の行動の最善の予測因子は，過去の行動なのだから。こうした臨床アプローチにおける非構造化された特質や，自由連想の重用は，精神分析的なセッションの過程において，患者の心のさまざまな要素が現れてくることを可能にするためのものである。そして，このような情報は，治療に抵抗する患者の心の側面を駆りたてているものの理解など，患者の心や人格のさまざまな要素間の関係について，力動的な全体像を提供するし，患者の人格の健康な側面を最大化して再発のリスクを最小化するための治療およびケア計画を組み立てる一助になる。

事　例

　以下の詳細な臨床例は，専門心理療法ユニットに紹介された若年男性に対し，心理療法目的のアセスメントを実施したもので，心理療法士と幅広い精神保健チームとの関わりの中で，根底にある無意識的な過程が明らかになった様子を示している。この患者は，物質誘発性精神病に罹患した者として自

分を呈示することで，精神病性疾患の程度を覆い隠し，治療設定や，専門心理療法ユニットと患者の地元の精神科チームの関係を蝕んだ。この事例は，深刻な精神病状態にある患者に対する，精神分析的アセスメントの役割を示すものである。

　男性患者Uさんは26歳，妄想型統合失調症の診断を受けており，彼自身のリクエストに応え，彼を担当していた地域精神科医によって，心理療法ユニットに紹介されてきた。彼には躁病の前歴と，自分はキリストであるという妄想的信念があった。Uさんには2歳年上の姉がいた。両親は彼が5歳のときに別居し，両親の離婚はUさんに深刻な影響をおよぼした。彼は怒って引きこもった，という報告があった。父は再婚し，二番目の妻との間に3人の子をなし，Uさんは拒絶されたと感じた。Uさんは，自分の養育に十分な関心を示さなかったかどで父親に腹を立てていた。彼が14歳のとき同居していた母親が再婚したため，母親にも腹を立てており，10代後半になると，家で口論を吹っかけるようになって，最終的には，脅迫的なふるまいのため，母親が彼に，家から出ていってくれと頼んだ。

　Uさんは，義務教育修了統一資格を首尾よく何科目か取得したが，その後，学友のグループと一緒に「スカンク（マリワナの強いもの）」を吸い始め，中等教育の最終2年間（通常16〜18歳）であるシックス・フォームを中途退学した。最初の入院（精神保健法に基づく）に際し，Uさんは，さまざまな数字を組み合わせて自分がキリストであることの証拠を集めている，と述べた。彼は，元ガールフレンド（彼がティーンエイジャーの頃に交際していた人）が共通の友人と交際して彼を裏切った，という強迫観念も抱くようになった。もし彼女が今も自分とつきあっていたなら，自分は障害を持つに至ったりはしなかっただろう，と彼は確信していた。Uさんには，元ガールフレンドに対するストーカー行為の前歴があって，彼女への接触を禁ずる裁判所命令に至った。

　Uさんは，重篤で永続的な精神疾患もしくはパーソナリティ障害を有する患者の治療を目的とする専門心理療法ユニットにおいて面接を受けた。Uさんにアセスメントをおこなうことに同意する前に，心理療法ユニットは地域

精神医療チームと連絡をとり，詳細なアセスメントを実施している期間中，精神医療チームがUさんの観察を続行する，という共同ケア・プログラムの同意を得た。心理療法士の他に，各患者は，患者の地元のサービスとの連携を担当する，ユニット内のキーワーカーを割り当てられている。

アセスメント

【第1セッション】

　Uさんはハンサムな男であったが，かなり胡散くさい雰囲気をまとっていた。コンサルテーションの第1セッション，彼は面接室に入ってきて，たちどころに，壁にかかった絵は「患者の反応を試すために」わざと選んだのか，と問うた。そして落ち着き払った，有無を言わせぬ調子で，薬の服用はやめた，もう精神科チームに診てもらう必要があるとは思わない，とのたまった。まるで床屋を変えることにした，と告げる以上の重要さはないかのように，道理をわきまえた調子でこの情報を口にしたのだった。

　私は彼にこう言った。心理療法へのこの紹介を，自分の障害の程度から距離をとる機会として，彼は用いているように思う，と。私のその発言に彼はにっこり笑って応え，若い頃ずいぶんドラッグをやったし，ドラッグは絶対自分の心を損なったと思う，と述べた。自分自身の心の中にある問題について考えるよりも，ドラッグのせいにする方を選ぶのだろうと思う，と私は言った。私は，Uさんが再発しつつあるのではないか，と私自身がだんだん心配になっていっていることに気づいた。そこで彼に，我々のユニットの者が彼の精神科チームに連絡をとって，緊急事態として彼を診るよう依頼することを告げた。セッションのあと，ユニットのキーワーカーがUさんのCPNに連絡をとり，Uさんがブレイクダウンしつつあると我々が心配している旨を伝えた。CPNは，Uさんに電話して往診の手はずを整える，と言った。

　Uさんの事例では，彼の人格の精神病的な部分と非・精神病的な部分について考えなくてはならない。ルーカス（Lucas, 2009b）は，心の精神病的な部分が健全な部分を外界や身体に投影し，それを攻撃する様子を描写した。

しかるのち，心の精神病的な部分は，否認と合理化を用いて，その攻撃の凶暴性を覆い隠そうとする。患者の心の精神病的な部分は，秘密の存在であり続け，その影響が偽装されている場合でも心の健全な部分に影響をおよぼす。

　セッションの冒頭で，Uさんの心の精神病的な部分は，欺瞞性などの自らの障害に対する気づきを治療状況の中に投影した。そして彼は，自らの心の精神病的な部分による行為を，自分の人生や心を絶対的に掌握している者のように行動することで覆い隠した。セッションで，Uさんは，あたかも彼に服薬をやめる資格があり，精神医学的な経過観察を終わりにする準備ができている，と考えることがきわめて妥当であるかのような発言をした。

【第2セッション】

　アセスメントの第2セッション，Uさんは自分の従来の考え方に関し抱いている後悔について語り始め，ある種の感情に「蓋をしたまま」にしなければならないとわかっている，と言い添えた。そして，自分の「妄想症」は大いに損害を及ぼしたし，自分はたくさんの機会を無駄にした，と言った。

　彼はときどき，自分が何もかもの真ん中にいるように感じるし，何もかもが自分を中心に回っていると考えている，とも述べた。彼はこのことを映画『トゥルーマン・ショー』*になぞらえ，その中では，彼ただひとりが本物の人間なのであった。これは興味深い，と私は思った。なぜなら，もちろん『トゥルーマン・ショー』の主人公は，現実には他者に完全に統御されているのに，自分で自分の人生を統御している，と誤って信じ込んでいるのだから。Uさんは自分が「真ん中」であると思っているけれども，私も含めて他の人が，本当に自分に関心を持っているのかどうか定かではないのだろう，と私は言った。Uさんは，ときどき自分が「ドラッグになってしまった」と

＊　ピーター・ウィアー監督，ジム・キャリー主演で，日本でも1998年に公開され，人気を博した米国映画。主人公の青年トゥルーマンは，快活にその人生を謳歌していた。しかし実は彼は，そうとは知らず，生まれてこの方ずっと，巨大な舞台装置の中で，演出家に配置された俳優たちに囲まれている。その暮らしぶりは24時間TV放映され，世界中の人々に視聴されていたのだった。

思うことがある，と言って応えた。

　しばらくして，彼は，このアセスメントのセッションに来る道すがら，人に見られるのが好きではない，なぜなら，みな，彼が心理療法に来ていることを嘲るだろうから，と言った。心理療法に来る彼自身を見るのが好きではないのは彼だ，自分は助けを必要としない特別な人物であると，彼は信じているのだから，と私は考えた。私は，彼の成長に十分な関心を示さず，彼に大きな責任を背負わせた父親に対する不服について彼に思い起こさせた。「まあ，人はいつでも両親を責めることができるものですよね」とＵさんは言い，それに対して私は，恐らく彼は，助けが必要なほど弱いことについて，自分自身を責めるのだろう，と応えた。Ｕさんはこのコメントに対して，苦痛に身を屈め，迷子になったようだ，と述べて応えた。それから彼は，その週ずっと，「自宅の外から，眼に見られている」感じがしていた，と言った。そして自分の世界で迷子になったように感じて，母親の家に行き，ドアを乱暴にばんばん叩き，結局，母親が警察に通報した，と言った。

　Ｕさんは，精神病的な思考の形と非・精神病的な思考の形の間を行き来しているようだった。自分が妄想的であったこと，その妄想的な考え方が大変な損害をなしたことをわかっている，と言ったときには，彼は，自分の人格の精神病的な部分の作用について，健全な観察をしているようだった。「冴えた」考えに夢中になって，自分で作りだした精神病的な世界に迷い込みかねないので，気持ちに「蓋をして」おかなければならない，と言ったとき，彼は本物の洞察を示していたのだ。けれども，Ｕさんがこの洞察をどのように用いていたかに関しては，さらなる疑問があった。自分の障害の本質について，真剣に考える一助として？　それとも，さらに不安をかきたてる考えから私を遠ざけるべく，健全であるという見せかけを作りだすため？

　Ｕさんは，両親２人ともに対し，関心事の真ん中に自分を据えなかったことについて，根深い不服を抱いていた。父親が母と別れ，新しい家族を始めてこのかた，裏切られたという気持ちや不信感を抱え，温めていたようだった。まさしくキリストのように父に見捨てられ，何もかもすべての責任をひとりで背負わされたと感じたのだ。同様に10代の頃，母親が再婚したとき，

理想像たる母親を占有できなくなったので，母親に裏切られたとも感じた。こうした不運な外的因子は，困難かつつらいものであったわけだが，性的関係を持っていることに対する両親への恨みを偽装してもいた。Uさんは両親を支配すべく，両親2人の間に自分自身を挿し入れたかったのだろう。両親カップルに対する彼の羨望は，彼を見捨てたかどで父に対する，理想的な世話をしてくれなかったかどで母に対する不服の中に，収まりどころや表現方法を見出した。しかるのち，母親に対する独占欲という執心は，彼の元ガールフレンドに置き換えられた，と私は考える。「自分ただひとりが，本物の人間」であるという彼の主張は，投影性同一視の過程を伴うものだ，と私は理解するに至った。Uさんは，「トゥルーマン，真実の人」こと平和を愛する真実の人間の態度をとりながら，自分の不誠実さや罪悪感を周りのみなに投影した。「トゥルーマン・ショー」への言及は，洞察力の証拠でもあると私は考える。なぜなら彼の人生を支配する精神病的体系が，いかなる好奇心や疑問からも注意を逸らさせているのだから。

　セッションの終わりにかけ，Uさんは，外からの眼に攻撃的な調子で見られつつ，自宅に閉じ込められている感覚について語った。彼の妄想体系の一時的な崩壊について述べているものだ，と私は考える。それはまるで，彼が，こうした攻撃的で迫害的な眼を通して，母親の世界から見捨てられ，追放され，崩壊してしまった人として，彼自身を見ているかのようだった。あまりにも攻撃的に彼を見たその眼は，自分の目を介して外の世界に乱暴に投影された，彼の健全な自我の要素のようである。そしてそれが自分を，非難するように，迫害するように，彼を見つめ返すのだ。そのとき洞察力は耐え難き迫害であるように感じられて，彼は安全な場所たる母親の家に帰って，押し入ろうとしたのである。

【第3セッション】

　第3セッションの前々日，UさんのCPNが我々のサービス所属のキーワーカーに連絡を入れ，Uさんに電話して面会の約束をしていたのに，自宅に着いてみると不在であった旨を知らせてきていた。

　第3セッション，Uさんは開口一番，CPNが私に連絡したかどうか尋ね

た。そして，あれは定例の経過観察の約束だったのだと言って，CPN との約束を逸したことの重要性を最小化しようとした。U さんは「精神医学的なケアも投薬も，自分にはいらない」と，彼自身と私の 2 人ともを説得しようとしているのだと思う，と私は言った。彼はにっこり笑って，自分は物質誘発性精神病にかかったが，数の研究を続けていて，物事の意味が明瞭になり始めていると思う，と述べた。「私がどんなに理解をしたとしても，より意味をもたらすのはどちらなのか，私は彼の才能と競い合わなければならないのだと思う」と私は応えた。

　このセッション中，U さんは，何度か口元に微笑を浮かべた。その笑みは，とらえどころがない欺瞞のようなものを示していると思ったし，自分のコメントが，どんどん単刀直入になっていくのに気づいた。それはまるで私が，彼を押さえつけよう，もしくは現実に直面することを強いようとしているかのようであった。彼が自分はキリストだと信じていることがあると知っている，と私は言った。直ちに U さんは，自分がキリストでないことはわかっている，と言ったが，次いで，「でも私は，自分がキリストだと信じている最初の人間ではないですよ」と微笑み，「ちょっと誰かと話ができたら，ましなんだろうと思ったりするんですけれどもね」と言った。これは，彼が元ガールフレンドのことをぐるぐる考え続けていて，接近禁止命令を破る危険がある可能性を示唆するものだ，と私は確信した。

　セッション後，我々のキーワーカーは，彼の精神科医療チームの医長に電話し，U さんがブレイクダウンしつつあって，精神科的介入ならびにサポートを受けないことには，接近禁止命令を破る可能性がある，という懸念を知らせた。1 週間ほど経って精神科医が電話してきて，U さんのアセスメントをしたけれども精神病の兆候は見つけられなかった，と告げた。精神科医は，服薬を絶っていたいという U さんの希望に賛同し，診断名に疑問を抱き始めていると言い，U さんは妄想型統合失調症ではなく，本当に物質誘発性精神病に罹患しているのではないか，といぶかしがった。

　自分の精神病を隠蔽し，彼は物質誘発性精神病に罹患している，と精神科医や精神科チームを納得させる U さんの力は，心理療法目的のアセスメン

トをサポートし続けよう，という精神科医チームの決意を揺らがせた。

【第4セッション】

　第4セッション，Uさんは著しく雰囲気を異にして現れ，苦痛，屈辱，躁的な気分の間を揺れ動いていた。彼は，裁判所に行ったこと，接近禁止命令を破った結果として刑務所に送られる可能性があると裁判官に警告されたことを語った。彼がすでに接近禁止命令を破ったのかどうか，なぜ裁判所に呼び戻されたのか，私はわけがわからなかった。元ガールフレンドに対する執心が彼の心を拘束していて，そのために彼が行動制限命令を破り，刑務所に拘束されることになりそうなほどなのだろうと思う，と私は言った。彼は陰鬱な様子でうなずき，精神科医の診察を受けて薬を頼んだ，と言った。彼はいくらか洞察の気配をみせており，適切な行動をとっている，と私は思った。

　突如として，Uさんの雰囲気が変わった。彼は，一緒にいた友人がビリヤード場を粉々に破壊し始めた，という状況について語り出した。彼はそのことを，語られている暴力のほどにそぐわぬ，穏やかな我関せずの態度で語った。私は，薬物療法も私の解釈も，彼の非常に混乱をきたした精神状態を，有意義な方法で抑えこむことができないのではないかと恐れた。そのとき突然，彼の雰囲気は，またしても変化した。彼は非常に興奮して，隠されていた意味を明らかにするという，数字や象形文字の重要性について語った。このお馴染みの主題について話しているとき，同様にお馴染みの空虚な微笑みが彼の顔に浮かんだ。

　このセッションの冒頭，Uさんは，元ガールフレンドに対する強迫的で妄想的な執心のせいで刑務所に送られかねない，という事実に気づいているようにみえた。精神科医の診察を受けて薬を頼んだと言ったとき，彼が自分の病気に対していくらか責任を背負い始めたのだ，と私は考えた。元ガールフレンドへの妄想的な執心を統御する力を失う危険に自分がさらされている，と心の健全な部分が気づいたことによる，彼の痛みが感じられた。けれども，洞察や，ブレイクダウン状態に関する不安をかきたてる思考や気持ちに

触れる能力を保っておくのは耐え難いことである。ゆえに，自分自身に関する不安を認識することの痛みは，たちどころに，ビリヤード場を破壊している友人，という凶暴な話に移り変わった。私は，彼の精神状態の推移の重症度や，友人の凶暴なイメージの恐ろしいほどの威力に衝撃を受けた。レスリー・ソーン（Sohn, 私信, 2010）は，精神病的な患者が，心の精神病的な部分に見出される独裁的な内的対象に引き寄せられる様子について述べた。こうした内的対象は，情緒的な問題に対する全知全能の解決策を提供し，かくして精神病的ブレイクダウンに関連する混沌や混乱から患者を守る。私は，セッションの冒頭で話をしていた患者はいなくなってしまった，と感じた。

　ビオン（Bion, 1957）は，精神病的な患者について，生の本能と死の本能の狭間で決して終わらぬ葛藤に苦闘している者，と述べた。上述の状況において，Uさんは，現実に対する彼の気づきを粉々に破壊してしまって，それが彼にあまりにもの痛みをもたらすのだった。Uさんの精神状態は，洞察の瞬間と精神病的な否認の瞬間の間を揺れ動いていた。心の精神病的な部分の，非・精神病的な部分に対する攻撃の凶暴さは，彼の自我の考える力を破壊してしまう。この断片化した状態において，自我にはその機能性を修復する力はなく，ゆえに，妄想体系が提供してくれる魔術的な修復に頼るのだ。Uさんは，数字や象形文字という彼の世界に退避した。彼は，自分がキリストである証拠を探し求めることによって，自分の心に対する破壊行為という認識から自分を守った。キリスト，それは世界に意味をもたらした平和的な人物像である。いまいちどユニットのメンバーが精神科チームに連絡し，我々の懸念を知らせた。

　数日後，Uさんは予約時間に現れなかった。我々のサービスのメンバーが，Uさんの精神科医長に連絡をとると，精神科医は，Uさんが接近禁止命令を破って再拘留されていると言った。さらに数日後，保護観察官が私に電話してきて，逮捕後にUさんと面談をしたと言った。面談が進むにつれ，彼がどんどん奇妙になっていき，自分がUさんに質問をしたせいで，事態を悪化させてしまったのではないかと心配している，と観察官は述べた。

Uさんは，比較的短時間の，構造化された，症状の有無に基づく精神状態の診察の間は，正気を保って障害を隠蔽しておくことができたようだった。保護観察官の面談や犯罪行為に対するより徹底的なアプローチは，Uさんの防衛を貫き通し，根底にある精神病を明らかにした。精神病が明らかになると，保護観察官は，自分がUさんに損傷を負わせ，見たところまとまりがある彼の精神状態を損なった，と感じることになった。

　　彼の拘禁刑が始まって数カ月後，刑務所のインリーチ部門でUさんを担当する精神科医が我々の部門に連絡をとり，彼が地元の精神科サービスに戻っていると知らせてきた。どうやらUさんは，刑務所にいる間に華々しく精神病的になって，刑務所当局は彼を精神保健チームに戻す必要があると判断したようだった。Uさんは，入院病棟の環境や抗精神病薬にたちどころに反応した。数週間のうちにチームは退院計画を口にし，我々の部門長に，彼の事例について議論する専門家会議に誰か参加できるだろうか，と尋ねてきた。Uさんは入院中に顕著に改善し，抗精神病薬によく反応していた。彼を，地域社会内設定で短期的なケアを提供するという標準レベルCPAで退院させて，地元の回復センターに任せる，という計画が立てられていた。

　その後の会議で私は，Uさんの精神状態は改善したものの，ケアや治療を提供してくれる環境が頼りである，と指摘した。キリストこと「赦しと平和の権化」とのUさんの同一化が，元ガールフレンドに対する攻撃的で独占的な態度を覆い隠した様子に注意を促した。事実，彼が精神科チームとの接触をやめて，精神病が彼の心を再び掌握するや否や，元ガールフレンドに対するこのような攻撃的な執心は，再び現れる可能性が高かった。Uさんは，彼の疾患の長期的な本質を理解して彼のケアの責任を背負う心づもりがある治療チームにおいてケアされなくてはならなかったのだ。そのなかには，継続的なリスク評価や管理・治療計画も含まれることだろう。
　その後，私はCMHTの主任臨床家から連絡をもらい，私がおこなったUさんのニーズのアセスメントを考慮に入れた上で，新しいケア計画が作られた旨を伝えられた。経口の投薬からデポ剤に変更され，積極的訪問チーム

（Assertive Outreach Team; 以下 AOT）に紹介されて，より集中的なケア・レベルである強化レベル CPA になった。接近禁止命令を破ったことと，彼が呈するリスクゆえに，彼は，精神科チームと連携しつつ治療を観察する，多機関公的保護協定（Multi-Agency Public Protection Arrangement; 以下 MAPPA）にも紹介となった。数年後に U さんの事例の経過を確認したところ，彼がまだ AOT および MAPPA のケアを受けていること，依然として強化レベル CPA で精神科の経過観察および治療を受け続けていることを知った。さらなる入院や再犯はなく，作業所での仕事に取り組み始めていた。

　シーガル（Segal, 1950）は，心理療法による治療をサポートする特別な臨床環境の必要性について概説した。患者が入院した場合に治療を続けることできるよう，入院施設が利用可能である必要性を強調したのである。十分に頑強な設定を確立できなければ，多くの場合，治療の失敗の一因となる，とも指摘した。

考　察

　精神病的な状態にある患者は，絶えず外的現実の情緒的な要求から引き離されて，自らの精神病的な世界へと引きずり込まれる。陰性症状は，内的・外的な現実との接触から離れて，きわめて有害な精神病構造へと向かう引力を表している。そのため患者は，外的現実における拠り所たる各種アクティビティや相互交流に患者自身を関与させ，こうした引力に抗えるようにできる精神保健の専門家や身内の者を必要としている。リチャード・ルーカスは，こうした社会的ネットワークは患者を取り囲む「外骨格」であって（Lucas, 2009a），時には患者の精神病的な部分からの攻撃を受ける，と述べた。精神保健の専門家は，こうした攻撃に持ちこたえ，長期的な臨床上の視点を手放さずにいなくてはならない。患者には，患者の治療およびケアのために，一丸となって働いている臨床家のチームが必要なのである。臨床家たちは，患者のことで定期的に連絡をとりあい，一定量の不安に耐えることができなくてはならない。時に患者の願いと対立しようとも，その患者を巻き

込む積極的な試みが必要なのだ。患者の否認や合理化が，臨床家の考えに影響をおよぼし，臨床的コンテイナーを蝕むと，問題が生じることがある。ルーカス（Lucas, 2009d）は，コミュニケーションの力が臨床家に影響をおよぼして，強力な逆転移反応を引き起こし，そしてその結果，臨床家が患者の障害の程度を無視して，不適切にも，患者のふるまいについて，より普通の，あるいは神経症的な説明に甘んじることがある，と示した。マッケイブらのグループによる研究は，精神科診察で，精神科医長らが，精神医学的な症状に関する患者の直接的なコメントや質問を避けたことを示した（McCabe, Heath, Burns, & Priebe, 2002）。

　心理療法を求めて紹介を依頼することを介して，Uさんの非・精神病的な部分は，彼や彼の障害について考えることができる誰かを探し求めていた。けれども，それと同時に，彼の精神病的な部分は，元ガールフレンドとの別れを乗り越えられず，短期的な物質誘発性精神病を体験している神経症的な人間として自らを呈示して，その紹介を，精神病をごまかすために利用していた。患者の統制された見た目は，彼の疾患の本当の程度を偽装するのに役立ったし，彼は，少なくとも一時的には，精神科チームと心理療法士の間に分裂を生じさせることに成功した。Uさんが，自分は統合失調症性の疾患ではなく，物質誘発性精神病に罹患しているという見方を売り込んだことで，治療に必要であった臨床的コンテイナーをさらに衰弱させてしまった。「自分こそがドラッグだ」という彼のコメントは，彼が臨床家たちにおよぼす強力な催眠効果に関する彼の認識を表している，と言っても過言ではなかろう。いろいろな意味で，Uさんは，他者の心に侵入し考える自由を妨害することで，継続的に，接近禁止命令を破るというその犯罪を繰り返していたのだ。彼はそれを，真実を見つけ出すことに関心がある平和的な男のふりをすることによっておこなった。彼の心の健全な部分は，精神病が暴かれて拘束されることを望んでいたかもしれないが，精神病的な部分は，真実を隠蔽して誰にも秘密にしておくと決めていた，というのが現実のところだ。

　自分が『トゥルーマン・ショー』のエピソードの中にいると考えることがある，という患者のコメントを考えてみるのも意義深いことだ。これは重要な情報であった。この映画で，トゥルーマンは，自分が映画の舞台装置に暮

らしていて，演出家がその世界を統御している，という事実に気づいていない。Uさんは，自ら作りだした妄想世界に暮らしていて，彼の心は精神病に統御されていた。キリストとの同一化は，自らの内的世界の凶暴さを覆い隠し，否認しようとする試みや，両親カップルを支配したいという願いを示唆していた。彼は自らを，母親と元ガールフレンドを他の男たちによる不正な影響力から救い出すためにやってきた人物，として呈示した。その間，母親や元ガールフレンドと関わるときの，恨みがましくて支配的な性質は覆い隠された。

　この事例の描写は，深刻な精神病性疾患を有する患者の詳細な精神分析的アセスメントが，精神医学的な管理およびケアに力を貸すことができる様子を示している。司法の文脈で働くミンネ（Minne, 2003）も，精神分析的な理解がリスク評価にきわめて重要な貢献をする様子を示した。Uさんの精神分析的アセスメントは，彼の心理的な成り立ちや，そのことと犯罪行為の関係について，貴重な理解を提供した。アセスメントは，Uさんのケアに伴うリスクに関し，力動的で，より現実的な全体像を呈示した。彼を支援する者たちに対して，恐らく彼が無意識的な水準で引き起こした強力な逆転移感情のため，より構造化された設定では，そのリスクを見抜くことは難しかったのだ。現にUさんは，長期的な統合失調症性疾患といういっそう困難な現実ではなく一過性の精神病性障害に罹患している，という考えを売り込むことができた。否認や合理化が，彼の心の精神病的な部分による作用を覆い隠すために用いられた。彼が精神医学的ケアの手を離れて服薬を止めるや，たちどころに，彼の心は精神病的な考え方に対してひときわ脆弱になった，というのが現実である。しかるのち彼は，心の中の妄想体系に耳を傾け始めた。元ガールフレンドのことで頭が一杯になって，接近禁止命令を破る危険に瀕した。けれども彼は，簡単な精神状態の検査においては，自分の精神病に蓋をしておかねばならないとわかる程度には健全であって，したがって評価中の主な質問に答えているうちは，精神病的な考えを黙らせておくことができたのだ。

　例に漏れず，私の，より完全なUさんの理解は，事後的な理解と考え合わせてのものだ。けれども，再発すれば接近禁止命令を破ることにつながる

だろうし，そうなると彼と被害者の双方ともが深刻な結果に至る可能性があるのだから，彼に関してはこの水準の思考が必要であったと私は考えている。心理療法的なアセスメントは，彼のニーズをより適切に満たす精神医学上の適切な管理計画，あるいは支えになる治療構造を組み立てる助けになった。これにより再発や再犯行動のリスクが軽減され，Uさんの機能の改善にもつながったようだった。自我の非・精神病的な部分を支えるためにUさんが必要としていた「外骨格」は，強化レベルCPA，デポ剤，多機関公的保護協定への紹介が務めた。彼の疾患の管理は，もはやUさんただひとりに委ねられているのではない。彼の治療や服薬順守の責任を担う，精神保健の専門家と共有されたのである。

　ルーカスが言うように，精神分析的な枠組みは，精神保健の専門家が，そして同様に精神保健の管理職も，精神病的な過程を理解し，精神病的な波長に周波数を合わせることに役立つ（Lucas, 2009e）。精神分析的治療は，精神病性疾患に罹患する一部の患者には適切ではない場合があるが，意識的なコミュニケーション同様，無意識的コミュニケーションについても考えるモデルになる。人間関係や反復される行動パターンが，根底にある気持ち，葛藤，不安を伝えてくるために用いられる様子について考えるモデルにもなる。その場合，精神医学チームがおこなう治療と並行して，精神分析的なアセスメントをおこなうことで，このような考え方を示すことができるだろう。

第 7 章

意図的な自傷

「死ぬのは問題ないのです，
我慢ならないのは生きていることで」

　自らの精神障害を，執拗に繰り返される深刻な自傷を介して伝えてくる患者がいる。時には，身体に対する見える形での攻撃や，危険で命にかかわるふるまいを伴う場合がある。このような有害なやり方で行動する患者の多くは，その自傷行為の深刻さを否認し，他者の心配をあざ笑うだろう。「ロシアン・ルーレット」のゲームをしつつ生きながらえている限り，その行動は命にかかわるという本質が軽視されていることがある。そうしたふるまいの生命への脅威や害に関する不安は投影され，患者を生かしておく責任は，家族，ケアを担う者，精神保健サービスに委ねられることが多い。その結果として，自らの生命を不注意ないしぞんざいな扱い方をする患者の責任を背負ったり，ケアを担ったりする者は，ひどく苦しめられるし，こうした患者は，あまりにも高リスクであると考えられたり，治療不可能とみなされたりして，精神保健サービスに拒絶されることもある。

　全員ではないにせよ，自傷をする患者の多くにとって，一次養育者との関係は，ネグレクト的，破壊的，あるいは有害なもので，彼らの内的世界には，安寧の感覚を攻撃して蝕む敵対的な人物像が宿っていることが多い。患者と身体の関係を理解することは，患者と患者自身，患者と内的対象の関係を理解することの中核をなす。自傷する患者は多くの場合，自分自身や他者に関する自分の気持ちを記録する方法として，自らの皮膚の上に投影する。実際に彼らの皮膚は，一次対象との損傷を負った関わりの証拠を呈することが多い。ベル（Bell, 2001）は，こうした患者が，自らの体内に悪い対象を位置づけておいて，しかるのちそれを攻撃する様子を説明した。身体は自己の憎悪される側面も表す場合があり，身体のどの解剖学的な部分が攻撃された

のかは重要で，意味があることが多い。

フロイトは，自我は，初めは身体自我である，と述べた。「自我は，何よりもまず身体自我である。それは単なる表面だけの存在物ではなく，表面の投影でもある」（Freud, 1923b, p.26)。

クラインは，乳幼児は一次対象との愛情や思いやりある関わりを取り入れて，自らの自我や良き自己感覚の礎石となし，そしてそれが，不安や心理的苦痛に耐える力になって，外的世界との関係において，自分自身について考えることができる心を育む，と考えた。この種の自我は絶滅や断片化を恐れないので，つらい情緒状態について考えることに耐えられる。けれども一次対象と，不適切，ネグレクト的，あるいは悪い関係を持つ乳幼児は，望ましくない，あるいはつらい感情を排出することしかできない自我を育む可能性がある。投影へのこうした過度の依存は，乳幼児が他者との関係において自分自身を評価する力を妨げる。

ビオン（Bion, 1962a）は，人生早期におけるコンテインメントの失敗は，自我破壊的な超自我の発達や内在化につながる，と示した。それは，有意義な関わりや情緒的結びつきにまつわる心理的苦痛を憎悪し，学んだり適応したりではなく，心的現実を否認したり回避したりするための原始的な防衛を用いる，きわめて残忍な構造である。そうなると，自己と他者の関係について考えることをサポートする心の代わりに，内的世界の痛ましい側面を，外的世界または自分の身体へと排出することに専念する心を発達させる。

事　例

私が担当した，ある女性患者Ｖさんの治療は，外来の心理療法の設定で管理できる範囲のぎりぎり限界，ことによるとそれを超えたものだった。治療の過程において，Ｖさんと私は，彼女の心を支配するきわめて残忍で精神病的な対象と奮闘した。こうした防衛的な内的構造は，私の考えでは，Ｖさんと一次対象の関わりの根本的な失敗に基づくもので，感情や思考を身体の中に投影しておいて，それらとの関係を断って攻撃することで，自傷を用いて万能的防衛を強化した。それが，心的外傷や喪失に対するサド・マゾヒス

ティックな防衛と交互に現れた。臨床状況によって作りだされたプレッシャーにさらされて，私自身の強い逆転移反応を統御する際に体験した困難の一部を概説する。Ｖさんのリスク行為の程度についての不安が，おりおりに，分析的な設定を保っておく私の能力を蝕んだ。

治療開始時Ｖさんは20代半ばで，刃物で身体を切る，重度の過量服薬，拒食という，14年間の自傷行為の病歴があった。こうした困難にも関わらず，学業は大変優秀で，卒後，芸術家としての訓練を受けた。Ｖさんの20代前半は，見境なしの性的関係と著しい薬物濫用に彩られていた。何年にもわたり，さまざまな心理的治療法を受け，外来精神科を受診してきた。その間に自傷行為は増え，年がら年中，過量服薬し始めた。Ｖさんは，心理療法目的でアセスメントを受け，精神病的な内的対象が土台になった重篤なパーソナリティ障害を有する，と診断された。アセスメント担当者がＶさんを心理療法サービスに紹介し，彼女は週２回の精神分析的心理療法を提供された。

【家族歴】

Ｖさんは，ある原理主義宗教会派に属する夫婦に生まれたひとりっ子だ。Ｖさんが２歳のとき，夫婦はその会派から，ジェーンという年上の女の子を養子に引き取った。Ｖさんによれば，ジェーンのふるまいは気がかりなもので，手のかかる子どもであり，10代の頃に行動面がさらに不安定になった。Ｖさんは，ジェーンのふるまいが一家を支配し始めたと感じたし，父親は次第に，ジェーンの世話をすることに没頭していった。Ｖさんは，母親を冷淡な女性と言い表し，Ｖさんが12歳のときに家族のもとを去り，以来，会ったことがない。父親は，ジェーンの不安や破壊的なふるまいを和らげるため，いつも何やかやしていたので，Ｖさんは，ジェーンが「父親を意のままに操っている」ように感じていた。父親は，ジェーンの精神的障害や，その結果依存されていることを生き甲斐にしている，とＶさんは思ったそうだ。Ｖさんは，子どもの頃に罪悪感を感じさせられていたとも言い，件の宗教会派の司祭に，Ｖさんが学業優秀であることがジェーンの自己嫌悪を悪化させる，と言われたことを思い出した。その司祭はＶさんに，おまえは悪魔の

子だとも言ったし，あるときには悪魔祓いを執り行いもした。父親はこうした行為を支持したというのが彼女の記憶である。

　心理療法の開始時点でVさんは独身だったが，男性らとの行きずりの性行為におよぶこともあった。Vさんは芸術家としての仕事を続けていたが，自傷行為によって支障が出ていた。

【治療設定】

　自殺のリスクが高いため，Vさんの事例は，専門心理療法ユニットと，彼女の地元の精神科サービスの共同で管理された。このユニットで治療を受ける患者は，まず2年間，週2回の心理療法，続いて，それが終わったあとに無期限のグループ療法が提供される。彼女の事例は，自傷や危険性が高いふるまいが激化したときは特に，定期的にユニット・ミーティングで議論された。ユニットに所属する臨床専門看護師と責任者である医長が，Vさんの治療期間中，地元の精神科サービスと定期的に連絡をとりあった。

　週2回の心理療法がおこなわれた2年間，Vさんは，過量服薬の結果，あるいは自傷の深刻さのために，精神保健法のもとで精神科病院に入院しなくてはならないことがあった。入院中には心理療法は保留とし，退院後に再開した。Vさんはこれらの入院に憤慨した。曰く，入院は人生における2つの建設的なもの，すなわち仕事と心理療法の邪魔をするから，と。

【治療初期：接触する】

　私がVさんに会い始めた当初，彼女は，自らを傷つけよ，と迫る心の中のサディスティックな声について述べた。自傷行為の深刻さに関する彼女の責任から距離を置く様子を話題にしようとすると，彼女は私をせせら笑い，自分の身体は無意味だ，と言うのだった。心理療法のこの段階では，自らの身体に及ぼした損傷にまつわる不安や懸念を心に留めたり認識したりするVさんの部分を探し当てるのが難しいときがあった。現に，この横暴な内的対象との虐待的な関わりを心配する患者の部分は，私に投影されていたのである。

　治療初期のあるとき，Vさんはセッションにやってきて，自らの腹部に刃

物で「でぶの淫売」という言葉を刻みこんだと言った。「だって，それが私だから」。Vさんは，あらゆる食欲や欲望を憎んでいると思う，傷つきやすくて弱いと感じさせられるから，と私は言った。彼女はこのコメントをせせら笑って言った。「自分を弱くさせるようなものを，欲しがるわけがないでしょう？」。あまりにもひどい傷を自らに与えよと迫る，このきわめて残忍な内なる声に，彼女のある部分は怯えているに違いないと思う，と私は言った。自分の皮膚は，クロコダイル並みに分厚くて傷つけられないのだ，と彼女はのたまった。彼女の根底にある傷つきやすさを覆い隠す皮膚とは，彼女が自分自身や身体に対してとっている，この冷淡で，きわめて残忍な態度のことだと思う，と私は言った。ありきたりのニーズや欲望を蔑んでいる，彼女の部分のことだ，と。Vさんは侮蔑を込めて，ニーズとか欲望とかいう考えはむかつく，と応えた。「あなたは自己嫌悪や自傷行為の責任を私に背負ってもらいたいのだ」と私は言った。彼女の別の部分は，いつか自分の自己嫌悪が，故意か過失か，自分を殺してしまうだろうと心配していると思う，とも伝えた。Vさんはしばらく黙り込んでから，自殺のさなかに後悔の念に胸を痛める，ある本の登場人物について語り始めた。生きることの痛みや，生きることへの欲望から撤退して，私に助けを求めようとする試みをせせら笑う，きわめて残忍な内的人物像の手中に彼女は引きこもっているのだ，と私は言った。彼女は泣き出して，あまりにも深い傷がつけられてしまった，自分はもう人間ではない，と言った。

　心理療法の初期段階においてVさんは，この大いに破壊的な精神状態の内側で暮らし，そしてそれに同一化していて，自分の考え方には何も問題はないという見方を保とうとした。Vさんの心は，対象関係に対するありきたりの欲望や必要性を禁ずる，きわめて残忍で精神病的な内なる声に支配されていた。その声は，自傷行為や自己嫌悪という万能的な力に身を捧げるよう迫った。愛着や関与についての，ありきたりの非・精神病的な感情は，彼女の心の精神病的な部分に対する脅威を表しており，それゆえにこれらのものは攻撃された。欲望，食欲，ニーズは，彼女の身体の中に投影された上で支配され，自分のものではないことになり，サディスティックに攻撃されるこ

とになるのだった。それでも，自らの身体にどれほどの損傷をなそうとも，頭の中の声は，十分やっていないと言って彼女をせせら笑った。「それが切り傷だって？ そんなのは切り傷じゃない，引っかき傷だ。いったい全体何を大騒ぎしているんだか」。自分自身に与えている損傷や自傷行為の恐ろしさに気づいている，彼女の心の非・精神病的な部分は，私の中に投影された。私は心理療法士として，2つの立場のうちのひとつに押し込まれるように感じた。すなわち，私がある程度は無力であることを受け入れて，彼女のきわめて残忍な自己嫌悪の恐ろしい働きを見守るという，受け身的な態度をとるか，あるいは，彼女の身体や生命へのサディスティックな攻撃を解釈することにとても積極的になって，彼女にいくらか関心を持たせようと試みるか。

　ローゼンフェルド（Rosenfeld, 1971）は，心の中の破壊的な自己愛構造が，病理的なギャングのように機能し，現実に直面するのではなく否認するという万能的な心的機制の活用によって，現実による苦痛からの退避場所を提供する様子を説明した。この破壊的な内的構造は，忠誠を誓えば，喪失，依存，葛藤，脆弱さによる苦痛に対する守りとなって報いる，と信じるようにそそのかす。ローゼンフェルドは，内的ギャングの一部が，勝利感，支配，侮蔑といった躁的防衛を動員し，痛みのないやり方で，問題に対処しようと約束する様子を概説した。

　Ｖさんは，投影され支配されねばならぬ他の望ましくない要素ばかりでなく，欲望や愛着に関連したあらゆる心の側面も同様に放逐した。いかなる欲望，愛情，罪悪，羨ましさも，愛着の世界に対して彼女を無防備にさせる。そうなると自分は傷つけられてしまうだろう，と彼女は感じたのである。

【母親に対する憎しみの表現としての身体への攻撃】

　母親とＶさんの不在の関係は，自分自身や，自らの女性性との憎しみに満ちた関係に反映されていた，と私は考える。彼女は，自分自身が赤ちゃんである，ないしは母であると思わせるような，いかなるものをも憎んだ。彼女は，自分が女性の身体を有するひとりの女性であるという考えを取り除きたくて，自分の乳房や性器を攻撃した。彼女は自らの乳房を憎んだ。曰く，「おっぱいに吸いついている赤ちゃん，という考えが気色悪いから」。自分の性器も，ペニスが彼女自身に入り込んで，「化物のような」赤ちゃんを彼女

に孕ませうる場所を表すから。

　Ｖさんは，彼女を虐待する男たちや，大概は他に恋人がいて彼女とは交際できない男たちと性行為をした，と語った。こうしたサド・マゾヒスティックな関係は，子ども時代の外傷体験を征服し支配しようとする反復的な試みを表している，と私は考えた。母親のよそよそしさや関心の欠如，彼女がジェーンと置き換えられたこと，つまりジェーンが父親のお気に入りとなって，彼女は追いやられてしまったこと，その両方から彼女は心的外傷を受けた。空想の中で父親を表している人物像を他の女性から盗み取ることによって，彼女はほんの一時ジェーンや母親に勝利した。

　こうしたサド・マゾヒスティックな関係は，彼女が自分自身を性的対象であるとみなす，そのみなし方にも表れていた。彼女が考えるには，時に自分は，傷んでいて傷跡がある彼女の身体を魅力的だ，と思うような男性たちを惹き寄せるのだった。彼女は，すべての傷跡は挿入されうる性器を表している，と思っていた。このようにしてＶさんは，自らの性器の固有性や創造性を攻撃し，蝕んだ。空想の中で彼女は，ある種の性的な針山であるという自分像を作りだした。そんな自分は虐待的な性行為にだけは使うことができるけれども，赤ちゃんの創造や，愛情のある関係につながりうる種類の交わりには使えない。Ｖさんは，彼女に惹かれる男性はみな，彼女の損傷を負った心や身体に対する興味を抱いているという点で倒錯的であるに違いない，と思い込んでいた。曰く，「正常な男の人で，私に惹かれる人なんています？私，フランケンシュタインの怪物みたいに見えるというのに」。こうして彼女は，男たちが憎悪やサディズムに満ちている場合に限って，リビドー的な気持ちや欲望を持つことを許されたのだった。転移の中では，私こそが，損傷を負った彼女の心身に対し倒錯的な関心を持つ男である，という彼女の確信について，私たちは話し合った。

【コミュニケーション手段としての皮膚の使用】

　心理療法の経過において，セッション中，私に見える傷跡の分量はさまざまであった。Ｖさんは，時には傷を覆い隠したし，時には身体のさまざまな部分にある傷跡をあらわにするような服を着た。私は，このことを，そのときどき，さまざまな事柄を伝えてくるための臨床像の一環である，ととらえ

た。あるセッションでは，私は衝撃を受けたり怖がったりすることになっていたのだと考える。別のセッションでは，私は，彼女の自己が傷を負っていることを，目に見える形で，具象的に思い出すことになり，その傷のひどさに，ますます同情したり心配したりすることになった。心理療法の初期段階において，Ｖさんは，肥厚した傷跡が見える状態によって，自分はクロコダイルの皮膚を持つ挿入不能・侵入不能な人物である，という見方を強めていった。恐ろしいほどの自己嫌悪の作用を不安がるような健全な部分を彼女の中に見出すのが難しい時もあった。

　ビック（Bick, 1968）は，乳幼児が，自らの皮膚を，自分自身をとりまとめておくために，そして自分がばらばらになっていると思うときには，境界線として用いることを概説した。ビックは，安定した内的自我を確立することが難しく，その結果，多くの場合には，何らかの技能や才能を中核にして「第２の皮膚」と呼ぶものを作りあげ，統合やアイデンティティの感覚を高める患者について述べた。患者が自分自身に著しく傷跡をつけると，皮膚は，傷を負った自己感覚や，一次対象との傷を負わされたり負わせたりする関係の，目に見える具象的な表象物になる。それはまるで，その人がこう言っているかのようだ。「ご覧なさい，良い自己感覚とか良い内的自我とかを持つのではなくて，私を憎んでいる対象を内在化したんですからね」。事実，自己のある部分と他の部分の間のこうした戦いの痕跡は，皮膚のそこかしこに刻まれていて，内的関係の可視的な記録になっている。肥厚した皮膚は，コントロールできないものをあまり出し入れする余裕がない自我との同一化に，患者が引きこもっていることを表してもいるようだ。

　Ｖさんが，まったく愛されておらず，望まれていないと感じている子どもに同一化していることがわかる。彼女は，両親によるケアの欠如やネグレクトの目に見える証拠を示すすべとして，自分が与えられた身体を攻撃したかったのだ。せっかく与えられた身体にそんなことをする子どもを誰が産んで手元に置こうというのだろうか？

　心理療法の最初の数カ月が過ぎると，精神病的な内的構造からＶさんが距離をとれる瞬間があった。彼女の根底にある傷つきやすさや脆弱さが，かなり明らかになった。この変化は，彼女の，自らに対する見方や心理療法と

の関わり方においても明らかだった。1年目の終わりにかけ，Vさんは私のことを「鯨に銛を投げている捕鯨者で，いずれ鯨がくたびれ果てて溺れてしまうまで追いかけている」と言い表した。このイメージの変化は，臨床状況が変わっていっている様子を精確に表していた。Vさんは，心理療法が，破壊的な内なるギャングへの彼女の忠誠心を弱めていっている，そしてそれが，心理療法での痛みを伴う感情に対して，彼女を無防備にさせている，と感じていた。鯨とは，解釈によって弱められているきわめて残忍な超自我を表している，と私は考えた。けれども，それはそれで脅威を生み出した。というのも，我々2人とも，万能的防衛なしに彼女が生き延びられるかどうかわからなかったからである。鯨の尾の一振りで沈んでしまうような小舟に乗ったいにしえの捕鯨者，というのが，私が抱いた私自身のイメージであった。

　この，いまにも沈んでしまう脆弱な舟のイメージは，心理療法の進展にまつわる私の気持ちと一致していた。Vさんの心理療法との関わりは，私が考えるに，彼女の心の非・精神病的な部分を支え，強め始めていた。けれども心のこの部分の発達は，彼女の心身に与えた損傷の程度や，負わせた傷に関する罪悪感のどちらにも注意を向けさせもしたし，修復可能性に関する絶望が，時に彼女をサド・マゾヒスティックな，あるいは精神病的な防衛の手中に戻ることを余儀なくさせたのだった。Vさんの心理療法との関わりは，彼女のきわめて残忍な内的対象との関わりをおびやかしもして，彼女は，セッション中の痛みをもたらす情緒的な接触が，自らを傷つけよという要求につながる有様について語った。それはまるで内的構造が，内なるギャングに対する彼女の忠誠心の証を見せろと迫るかのようだった。実際に我々の間に情緒的な接触があればあるほど，我々2人ともが，きわめて残忍な内的対象の側からの報復を恐れた。

【転移における過去のトラウマの再演】
　強力なコミュニケーションは，心理療法士の逆転移に影響をおよぼすことがあり，心理療法士を，患者の過去のさまざまな側面を再演するように仕向ける可能性がある。

心理療法の間に，Ｖさんは命にかかわるひどい自傷行為をして，入院しなくてはならないことがあった。最初の入院期間のあと，Ｖさんは冷ややかな雰囲気で心理療法に戻ってきて，入院は完全に時間の無駄で心理療法や仕事の邪魔をした，と文句を言った。彼女は，病院のスタッフや，彼女を助けようとする彼らの試みをひどく軽蔑すると同時に，彼らが無能で思いやりがないと非難もした。「あそこでは，私は自分自身に何でもしでかしてやれたと思う。誰も私を止めやしないだろうし」。

　私は「彼女から手を放した」かどで批判され，彼女の心理療法よりも，（私が自殺の責任をとりたくないために）専門家としての評判を守ることに興味があったのだ，と感じさせられた。私は，彼女の嘲りの標的であると感じたし，さらには，弱くて，彼女の残忍さや私自身の不安を管理できないと非難された。私は，Ｖさんが自殺するのではないかという絶え間なき不安からいくばくかの休息をくれた精神科チームに感謝していたし，彼女のひどい侮辱に挑発されたと感じた。私はこう言った。彼女の自身に対するあまりにも残忍な態度のせいで，他の人たちが，彼女の代わりに責任を負うことを余儀なくされていると思う，だが，私には私が担う役割はあるにせよ，結局のところ彼女を生かし，人生にある良いものを守れるのは彼女だけだ，と。これは事実上，私は，彼女が破壊的なふるまいをし，自分のせいで入院することになった，と思い起こさせたということである。Ｖさんは，彼女が心理療法を真剣に受け止めていない，むしろ別の患者に会った方がましだと私が言っているみたいだ，と述べた。彼女は私に，彼女が最近，過量服薬用に溜め込んでいた大量の錠剤を捨てたことを思い出させた。そして自己破壊的な衝動を統御しようと，自分がどれほど必死にもがいているか，私が理解しているとは思えない，と文句を言った。
　これを聴いてよく考えてみれば，私が図らずもＶさんを悪魔の子だと責め立て，子ども時代の外傷的な側面を再演している有様に気がついた。とても残虐で精神病的な内的構造の恐ろしくもすさまじい力に対し，心理療法が無力であることに直面して，私は彼女に，己の悪魔を祓えと強く勧めたわけで，万能的で宗教的な解決策の私自身の翻案に頼っていたということだ。そ

れはまるで，心理療法士との関係を築くことが可能な，彼女の健康な部分が
花開くように，Ｖさんが自らの破壊的な側面を分裂して切り離し，捨て去れ
ばいい，という願望的な空想に私が切羽詰まって乗っ取られたかのようだっ
た。いずれは彼女が，自らの破壊性を管理する責任を背負い直すことを願っ
ていたものの，現在の状態では，短い時間ならまだしも，それ以上は，そん
なことができるとは私は考えていなかった。今にして思えば，私がＶさん
を，もっと道理をわきまえて，責任能力がある人になるよう強いていたこと
がわかる。なぜならＶさんが自分の中の良好な発達や，私の善意を破壊し
てしまう，という現実に私が耐えられなくなっていたからだ。

【治療設定のブレイクダウン】

　心理療法も半ばを過ぎた頃，私はＶさんに，この心理療法が１年後に終
わりになることを改めて伝え，終了の実際の日付を知らせた。その結果，彼
女の行動化が増えることになったものの，我々が一緒になした接触や仕事を
破壊してしまいはしなかった。

　この知らせのすぐあとのセッション中，Ｖさんは私のことを，事故現場か
ら立ち去る救急隊員のようだ，と言った。私にとって，この発言は手ひどい
打撃であった。というのも私は，自動車の衝突事故から立ち去って，まった
く予断を許さない状態のまま彼女の命を放置している，と本当に感じたから
である。逃した機会を思って狼狽しており，何年にもわたって自分自身に与
えた損傷のひどさのことを考えている，とＶさんは言った。彼女は，失わ
れたものを認める痛みに自分が耐えられるのか，定かではなかった。もっと
何年も早くに私に会いに来ていればよかったのに，とＶさんは言った。そ
のあとＶさんは雰囲気が変わって，さらに不安になったようだった。「め
ちゃくちゃな状態のまま私がＶさんを置いて立ち去ろうとしている，と思
うのだろうと思う，まるで私が，何か打てる手があるとは考えていないかの
ように」と私が言うと，Ｖさんは泣き出して，こう言った。「自分で自分の
残虐さや自己嫌悪を管理するなんて到底無理」。「それがどんなに恐ろしい
か，私はわかっている。あなたは，私の助けなしに，自分の内なる破壊的な
声の恐ろしい力に抗えないだろう，と心配なのだから」と私は言った。死ん

だ方がましだと思うことがある，とＶさんは言った。『ジェーン・エア』*の
ロチェスター夫人のようになって屋根裏部屋に閉じこもり，延々と自分を傷
つけ，かたわらに来る誰もを攻撃してしまうのではないか，と彼女は恐れ
た。生きていることの四苦八苦や不安は，いつも，痛みのないあり方が持つ
魅力に負かされかねないのだろうと思う，と私は言った。それはまるで，彼
女の頭の中で響くきわめて有害な声が，人生の痛みをすべて死によって何と
かする，と請け合うかのようだった。眠気を誘う死海で漂流する，という執
拗に繰り返される白昼夢を見る，とＶさんは言った。

　その数週後のセッションで，Ｖさんは，精神科チームとの関係が壊れて手
を離された，と告げた。援助しようという精神科チームの試みに対し，Ｖさ
んがますます仮借なく軽蔑的になっていたということが，セッションの中で
明らかになった。彼女の心のサディスティックな部分は，彼女のふるまいの
危険性や責任に関する不安を，完全に私ただひとりに負わせたいのだ，と私
は思った。このことは，両親が離婚し，Ｖさんと養姉を何とかすべく父親が
残された，というＶさんの幼少期の反復のようだった。ユニット内の臨床
会議での議論を経て，我々が彼女のリスクを監視するのを手伝ってくれ，明
らかに必要な時には入院させてくれる，別の精神科チームに関わってもらえ
るよう，医長と臨床専門看護師が動いてみる，という合意がなされた。これ
はしばらく時間を要することで，その間，我々は，精神医学的なリスクを単
独で管理しようとする羽目になった。この期間中，Ｖさんは何らかの自傷行
為をしたと仄めかすことがあったが，事実を明かそうとはしなかった。それ
が私を不安にさせた。かねてより，長期的な自殺計画を聞かされていたから
だ。過失だろうと故意だろうと，彼女に深刻な自殺の危険性があることはき
わめて明らかだった。私は，自分の役割を，より精神科的なアプローチに意
識的に変更したわけではないのに（それが適切だと考えるならば通常行なう
変更である），知らず知らず，自由に漂う注意という分析的な態度から離れ，

---

*　シャーロット・ブロンテによる，英国の長編小説。1847 年出版。主人公の孤児ジェー
ン・エアが結婚するまでの破乱に満ちた半生が描かれている。作中，ジェーンは雇い主
ロチェスターに惹かれ，恋に落ちるが，彼は正気を失なった妻，ロチェスター夫人を屋
根裏に幽閉していた。

彼女の精神病的で破壊的な側面との彼女自身の関わりに焦点をあてて，より積極的なアプローチに変えているのに気づくことがあった。けれども，彼女の自傷行為に関する私自身の不安に反応して，私のアプローチが変化し，それが実のところは，Ｖさんが自らを切りつけたり過量服薬したりをエスカレートさせることの一因になったと思う。最終的には，新しい精神科チームが，治療およびケアのために，彼女のアセスメントをし，入院させることができた。

　数週間の中断を経て，心理療法に戻ってくると，Ｖさんは，入院前，私が彼女の自己破壊的なふるまいにすっかりとらわれてしまって，生きようとしている健康的な部分を支えてくれなかったと感じた，と言った。彼女曰く「自分を傷つけているときは何の問題もない。自然とできるんです。でも，自傷したり自殺のことを考えたりしていないと，自分をどうしたらいいかわからないことが問題」。そして，彼女が生きるか死ぬかは彼女に任せておくしかないと思う，と付け加えた。私が彼女の自傷に焦点をあててしまうと，有益な治療の余地がなくなる，と。

　私が彼女の努力を認識しないと，きわめて残忍で精神病的な内的対象と闘う中で，援助やサポートを求めている彼女の非・精神病な部分が失望を味わわされ，心理療法の中で，Ｖさんの子ども時代の生育史が再演されていることがわかる。彼女の自己破壊性は無視できないけれども，よく目立つ自己破壊的な部分が，彼女の前進し成長したいと願う部分を犠牲にして治療のセッションを支配しているという事実に注意を向けようとするＶさんは，有意義なことを述べている，と私は考えた。けれども，Ｖさんは私に行動を起こすよう挑発すると同時に，自己破壊的な状態に対する責任が，始終私の中に投影され，私の中に置かれた。彼女はきわめて残忍な自己破壊行動から彼女を救い出そうとする事態に私を巻き込みたかったので，内的・外的なサポートも攻撃され，嘲笑された。我々の関わりは，きわめて残忍な内的対象に注視され，監視されていた。もしこの対象が，私が挑発に乗ってＶさんを救い出そうとしたと思ったなら，行動化の激しさや重症度を増大せよと彼女に

命じるのである。

　論文「羨望と感謝（“Envy and Gratitude”）」（Klein, 1957）の中で，クラインはこう述べた。「（統合を妨げる）こうした不安を扱う際，愛する衝動が素材の中に見出せるときには，それを過小評価すべきではない。結局のところ，患者が自らの憎悪や羨望を和らげることを可能にするのは，こうした衝動なのだから」（p.226）。これもまた考えてみれば，彼女の自傷行為との結びつきの強さに私がこだわったり不安になったりするのは，父親と養姉ジェーンの性愛化された関係の再演であることがわかる。彼女の秘密主義や，隠しだてをする様は，彼女自身の破壊的な側面に対する，性愛化され不安に満ちた先入観に私を巻き込むのに用いられ，健康な部分は認識されず，サポートもされぬままになった。心理療法による治療と精神科のサポートを分裂させたいという願望は，彼女の内的・外的な良い対象と私の関係を切断したい，という彼女の願いと関係があった。転移の中で，私は，ジェーンと同一化した彼女の部分に「意のままに操られ」た。その一方で，生きていることと折り合おうと四苦八苦する彼女の部分は無視され，独力で何とかやっていく羽目になった。

　我々ユニットの医長と臨床専門看護師は，新しい地元の精神科サービスと会合を持ち，Ｖさんが我々ユニットの提供する治療グループには参加しないと言うので，心理療法をこのまま続けて，終結に至った後で，彼女のケアを地元のパーソナリティ障害サービスに移管する，というケア計画を整えた。この計画は，Ｖさんと話しあわれて，彼女は当面の間，精神科チームの診察を受け続けるよう促された。

　Ｖさんによる有益なフィードバックと，ユニット内での議論の結果，私は自由に漂う注意に基づいた分析的な態度や精神状態を再確立できた。私は，患者の非・精神病的な部分が私に接触してくる，そのとらえ難いやり方に周波数を合わせ始めた。心理療法のこの時期には，彼女の心の精神病的な部分と非・精神病的な部分の間の繊細な関わりが，より明らかになった。ギャングの精神病的な部分が刺激されすぎなければ，Ｖさんが前向きに成長するこ

とは許容されうる，と私は理解し始めた。一方では，彼女の自己破壊的な内的状態から救済したい，もう一方では，彼女が呈するリスクから離れて無関心になりたい，というそのどちらの誘惑にも私が屈せずにいられる限りは，Ｖさんは治療的な設定を活用できる，と私は考えた。私が治療的な枠組みを維持していられるためには，私には，心理療法の同僚たちや精神科の同僚たちによる，外側からの優れたサポートが必要であった。

【陰性治療反応】

Ｖさんは，私が彼女の人格の破壊的な要素を無視しつつ，彼女の心の非・精神病的な部分から発せられる，より巧妙でわかりにくいコミュニケーションに周波数を合わせようとしている，と感づくと，それが内的ギャングからの攻撃を引き起こすだろう，と極度に不安になった。あるセッションでＶさんは，自分の作品に対し，とても良い感想をもらったが，その後いきなり深刻な過量服薬をして病院の救急外来にいた，と語った。自分の能力や好機を活用しようとする彼女の部分と，破壊的で自己愛的なギャングの影響の間の，生と死の苦闘が見てとれる。私は，彼女の成長は養姉ジェーンを犠牲にしてのことだ，と彼女に感じさせた司祭を思い出した。

陰性治療反応についての論文の中で，リビエール（Riviere, 1936）は患者が破壊的な行動化によって発達を損なう様子を説明した。私は，Ｖさんの破壊的な部分は常に存在していて，心理療法中に，健康な接触がなされた場合は特に，妬ましい，のけ者にされた，と感じやすいことを認識しておかなくてはならないと気づいた。破壊的な自傷行為は，常にありきたりの不安や苦痛を打ち負かしうるのであった。

Ｖさんが心理療法で前進すると，大抵それに続いて深刻で命に関わる行動化や，その結果としての入院が生じた。心理療法の期間中，3度目の入院から戻ってきたとき，Ｖさんは入院は時間の無駄であったといういつもの文句を言った。私はこう応えた。「こうして治療が中断するのは，動揺や混乱をかきたてるけれども，できるだけ早く，再び協働関係を確立しようとする他に，できることはほとんどあるまい」と。あるときには，私はこうも言った。「あなたの人格のきわめて残忍で破壊的な側面に心が乗っ取られてしまえば，あなたの命が危機にさらされる。我々はこの脅威を深刻に受け止めね

ばならない」と。

【喪という難題と心理療法の終わり】

心理療法の最後の年，我々のユニットでおこなわれる通常の実践と同じように，Ｖさんが集団心理療法に移行する可能性について話しあったが，彼女は自分がグループでやってゆけるとは思えなかった。彼女がグループへの移行を考えることが難しいのは，彼女をサポートできる良い内的対象を剥奪されてきた気持ちと関係している，と私は考えている。心理療法士をグループの他のメンバーたちと共有することに耐えられるとは，Ｖさんには思えなかったのだ。

治療の最後の数カ月，Ｖさんは，終結を押し付けられることで，自分が残忍なやり方での行動化に走るのではないかと恐れている，と言った。彼女は自分の好きなタイミングで心理療法を終わりにすることに決め，それによって再び外傷的な喪失を味わうのではなく，終わりを自分で支配することにした。その後，計画通り，Ｖさんのケアはすべて，地元のサービスに移管された。

考　察

Ｖさんの極度の自傷や反復的な自殺企図は，外傷的な状況や人生の痛みを回避する陶酔的で万能的な内的解決策を提供した。現に，自傷に付随するプロパガンダは，Ｖさんには到達不能であると私に信じさせるためのものだった。あたかも彼女はこう言っているかのようだった。「自分自身や自分の人生にほとんど関心がなく，あまりにも大きな損傷を与えることができる者は，誰にも傷つけられることはないし，誰かの手が届くこともない」。日々おこなわれる「ロシアン・ルーレット」ゲームは，死をより近くに引き寄せたり遠くに押しのけたりすることによって，自分が生と死を支配していると彼女に信じさせもした。このようにして，彼女は，自分は喪失や人生の事実に打ち勝つ，と密かに自分に言い聞かせていたのである。

おりおりに，精神病的な内的ギャングが優勢になると，健全な自己は身体に投影された。そうなると，その影響力は支配され，自分のものではないこ

とにされ，攻撃された（Lucas, 2009b）。こうした精神状態で，Ｖさんは内的葛藤を行動を介して伝えてきていたのだ。私が彼女のプロパガンダに耳を貸し，心理療法は役に立たないと結論づけるだろうことを彼女は恐れた。そうなれば彼女は，健全な味方もなく，ひとり残されて，際限なく，きわめて残忍な内的構造の犠牲者になるだろう。連綿と自傷を繰り返して，生命や価値ある何もかもを殺すこと以外することがない，屋根裏部屋の狂女として。

　正気で健康な患者の部分は投影され，自らとの関連を否認されることが多かったが，もしその部分が声をあげたなら，恐らくこのように言ったことだろう。「どうか精神病的な部分のプロパガンダを信じないで。どうか私を見捨てないで。私を殺人者の元に置き去りにしないで」と。このような内的葛藤の証拠は，Ｖさんの皮膚の上に表現され，記録されていた。それが，闘ってきた戦闘やその内的交戦状態による有害な損失の，史実に基づく記録なのであった。

　いつも入院のあとには，対応しなくてはならない特有の事柄が発生した。それは，Ｖさんの挑発的で危険な自傷行為を面前にしたときに，心理療法の設定を再確立し，保持する私の能力に関するものだった。私は刺激されて，精神分析的なアプローチの，耳を傾け，解釈する機能から，精神医学的な検査やリスク評価に必要な，より積極的なアプローチに移行してしまうのだ。そのようなことが起こったときは，この患者の殺人的側面が最後には勝利をおさめて，彼女が自殺してしまうのではないかという純粋な恐怖と関係があるのだと私は思った。またあるときは，Ｖさんのコミュニケーションの意味に焦点をあてる分析的な立場を私に一時的に手放させ，積極的な精神医学的な態度に突き動かすために利用されていたと思う。それは，象徴的な水準で彼女のことを考えようという私の試みを蝕むためのものであった。さらに，私をサド・マゾヒスティックな関係に巻き込むために，彼女は挑発的な発言を用いることもあった。もし私が自傷に関する挑発的な発言に応えなければ，彼女は，私が無関心で，無感動で，彼女が呈する危険性の深刻さから距離を置いている，と責めるだろう。けれども，もし私が質問をして，より積極的かつ精神医学的になれば，彼女は，私が不安に打ち負かされて，私の不安を減らすための行動をとった，と思い込むのだった。彼女は私の助けを切

実に必要としていたけれども、私が助けると、破壊的な内的構造に忠誠を誓っている彼女の部分は、羨望に基づいた攻撃を行なうのだ。

　ある入院のあと、Ｖさんはこう語った。彼女はいつも、ジェーン、父親、いなくなる前には母親まで、誰も彼もの面倒を見なくてはならなかった、彼らには、自身の面倒をみる能力がない気がしていたから、と。もしＶさんが、私がセッションを精神科の診察に変えてしまったり、枠組みを壊してしまったりするのが速すぎると感じ、私の行動化の実例を目撃したとするなら、私が彼女のあまりにもの万能的な破壊性に直面することができずに、切羽詰まって、万能的なあり方の治療に頼ったのかと心配したのだろうと思う。Ｖさんは、自分の自傷行為は人々の正気を失なわせるし、良からぬことをさせることができるのだから、自分が他者を支配しているのだ、と言った。彼女は自分自身のことを、生命や発達の何もかもを攻撃して破壊する建造物解体用の鉄球と共に暮らしている、と言い表した。いまや彼女は、自らの破壊的な感情について話し合ったならば、私が精神科チームに電話して彼女の入院を依頼することになるだろう、と恐れていた。

　Ｖさんの治療中、私は始終、彼女の自傷行為や自殺企図の恐ろしいほどの強さの眼前にあって無能である、と感じていた。私は、彼女のきわめて残忍な内的構造の力に影響されて、彼女が自殺既遂するだろうという継続的な恐怖を抱いていた。レスリー・ソーン（Sohn, 私信, 2010）は、人格の精神病的な部分が、つらい情緒的な課題に対する暴力的な解決策を提供する、独裁的な人物像と同一化する様子を説明した。この強力なコミュニケーションは、時にＶさんの傷跡が刻まれた身体を見ることで強化されたわけだが、逆転移の中で私に甚大な影響をおよぼした。Ｖさんの命に対する、まさしく現実の脅威だけでなく、心理療法に彼女が関与することで得られた前向きの発達に対する脅威にも起因する不安が、おりおりに、私に「自由に漂う注意」という分析的態度を放棄させた。患者を治すか、もしくは恐ろしい状況から救い出したいという欲望に乗っ取られてのことだ。Ｖさんは、自分自身を「自己破壊性の犠牲者」として描き出し、それがまるで、彼女の破壊性というこの問題を、分裂して排除し、投影することによってどうにかできると信じているかのように私を行動させた。この精神状態にあっては、いかなる改善

も，自己の健康な側面と破壊的な側面の間の人為的な分割と，次いで生じる，Ｖさんの心の望ましくない側面の，空想の中での投影の上に成り立っていた。こうした万能的な解決策は，患者と私の双方に対して，投影による解決策が必然的に破綻し，自己破壊性が戻ってくるまでの一時的な安堵になった。このような躁的な償いは，いくばくかの休息をもたらしはしたけれども，Ｖさんの内的世界の現実や，自己の破壊的な側面への彼女の依存に対する，つらい疑念を否認するものであった。おりおりに私は，こうした破壊的な内的構造を取り除く助けができる教育指導係として行動するよう突き動かされた。つらい事実であったのは，彼女は，自己のこの破壊的な側面の単なる犠牲者であったばかりではない，ということだ。彼女の大変な残忍さは，我々の間に育まれつつあった創造的な結びつきを攻撃することによって，彼女を心的苦痛から守っていたのだから。

　我々は，彼女の人格の両方の側面——つまり，生き，成長したいと願う部分と，罰し，破壊したいと願う部分——と共にあらねばならない，というのは，心理療法の過程において，Ｖさんと私，双方にとってつらい現実であった。心理療法で私がなしえたことといえば，彼女の内的関係の本質についてや，それが彼女の，情緒的な接触や成長する力を蝕む有様について，描写して語ることだけであった。Ｖさんの内なるエディパル構造は，彼女の考えによれば，Ｖさんがいない方がよかったと思っていただろう不在の母親（これが彼女のきわめて残忍な内的対象の基盤になったと私は考えている）と，彼女とサド・マゾヒスティックな関係にあった父親から構成されていた。この構造においては，ひとりの人間の権利として本来あるはずの，Ｖさんに対するサポートはほとんどなかった。私は，冷淡で無関心な母的対象か，あるいは意のままに操られながらも，虐待的な内的構造から彼女を救い出そうとする過干渉で男根的な父親か，いずれかであるように感じられたのだから，この構造は転移の中で再演されたということだ。

　Ｖさんは始終，私をあちこちに押しやったり刺激したりして行動化させようとしたけれども，私が枠組みを失ったり行動化したりするとそれを指摘してくれたので，彼女には助けられたし，彼女のコメントは私が分析的な態度を再確立するのを助けてくれた。こうしたコメントは，治療的な設定を保持

することができる心理療法士を切実に必要としている，彼女の心の健全な部分から発せられたのだ。その部分には，不安に打ち負かされず，結論に飛びつくことなく，素材について熟考することができる，安定した精神状態も含まれていた。私は患者のさまざまな部分を念頭に置きつつ，自由に漂う注意をもって，素材に耳を傾けることが可能でなくてはならなかった。同様にやりとりから一歩引いて，私自身の反応やプロセスにおける役割について，観察もできなくてはならなかった。さらなる難題は，患者が私を苦しませ，懲らしめるために，関わりを倒錯的に使用することに関するものだった。ほとんどの場合，患者のどの部分がコミュニケーションをとってきているのか，その瞬間に知るのは困難であったし，セッションのあとで省察したときに，そして同僚との議論を介して，ようやく自分が行動化したのかもしれない有様に気づくのだった。

ケイパー（Caper, 1997）は，心理療法士が，患者を救済することか，妄想・分裂的で自己愛的な患者と融合してしまうことか，そのいずれかに向かう引力に抗うために，自らの内的対象と確かな結びつきを持つことの必要性について概説した。適切な対象としての，現実的で抑うつ的な患者と分析者の接触は，患者が自分自身との適切な接触を確立する助けとなる。

私は，臨床的な状況について考える際に，分析的な設定を保持し，時には回復するのを助けてもらうため，ユニットのサポートを頼りにしていた。非常に現実的なリスクを評価し，管理するのを助けてくれた，地元の精神科サービスとの連携も頼りであった。彼女が深刻かつ命に関わる方法で行動化し始めたときに，患者の障害を管理できる設定を確立しておくことは，治療の不可欠な要素であった。心理療法サービスと精神科サービスの関係を分裂させようとするＶさんの試みは，分析的な態度を保持するために私を助けてくれる構造と私との関係を攻撃して蝕みたい，という彼女の願望に関係していた。設定の崩壊を引き起こそうとする試みに成功すると，彼女は興奮し，憎悪を募らせただけでなく，自らの万能的防衛が成功したことに不安にもなった。

Ｖさんは，心理療法目的の紹介を手に入れるために懸命に戦ったし，彼女にとって心理療法は生命線なのだと主張していた。けれども，彼女の行動化

の深刻さや，中途で心理療法が終わったために，この治療の有効性に関しては答えが出ぬまま疑問が残った。心理療法は不安を引き起こし，心をかき乱し，外来の設定で管理可能なものぎりぎりであったが，それでもVさんは，心理療法は有意義だという見方をとっていた。論文「超自我に関して（"Relating to the Super-Ego"）」で，オショーネシー（O'Shaughnessy, 1999）は，心や自我機能が，病理的で自我破壊的な超自我との関係に支配されていた患者2名の治療について述べた。オショーネシーは，患者が心理療法家と出会い，普通の超自我と接触することによって，病理的な超自我から分離するのを助けるために，心理療法が果たした重要な役割を強調した。心理療法においてVさんが有意義な接触を体験し，彼女の心の精神病的な側面と非・精神病的な側面の間に，ある程度の分離を成し遂げたことには疑いの余地がない，と私は思っている。それにより，彼女は自分自身への現実的な懸念や心配を認め，心の非・精神病的な部分を発達させ，強くすること，ができた。ひいてはそれが，自分の加えた損傷についての罪悪感や不安に彼女をさらすことになった。それが，きわめて残忍な内なる声による，容赦なき揺り戻しを引き起こすのではないかと，彼女は恐れたのだ。私は，彼女が自分自身になした損傷や，人生早期に彼女に対して他者になされた損傷にまつわる抑うつ気分や罪悪感の痛みに対する防衛として，サド・マゾヒスティックな関係を用いた様にも気づいたと考えている。けれども，こうした発達はもろくて，自らをサポートするためには継続的な個人療法が必要である，とVさんは確信していた。

　心理療法の終わりによって，Vさんの生の本能や，もろい，内的な良い対象が，自らの破壊性の恐ろしい力に抗うことができるのか，我々2人にとって定かでないままになった。

第8章

拒 食 症
内なる無言の暗殺者

　神経性無食欲症は深刻な精神疾患であり，妥当で健康な体重を維持できないことが特徴である。軽度の拒食症のほとんどの事例は予後がよく，患者は回復し通常の人生を送っていく。けれども神経性無食欲症は，今なお死亡率がもっとも高い精神科診断であり，この診断を受けたかなりの割合の者は，飢餓や低体重による身体合併症の結果，慢性的な疾患に至るか，もしくは死亡する。シュタインハウゼン（Steinhausen, 2002）は，わずか46%の患者が神経性無食欲症から完全に回復し，1/3は部分的あるいは同疾患の特徴が残余した改善，20%は長期にわたって慢性的に病気のままである，と示した。ボディ・マス指数の低さ，社会的および心理的問題の重症度の著しさ，自己誘発性の嘔吐，下剤の濫用は，すべてこの疾患における転帰不良の予測因子として特定されている。慢性の患者群は極端に口がうまく（まことしやかでもっともらしい），思考や行動の障害の全貌が必ずしも明らかではないことがあって，治療が難しいことがある。事実，狂信的に対象を支配していることや，生命を激しく攻撃していることは否認されていることが多い。患者は，自らの行動や考え方はもっともなことで，無理からぬ正常なものだと説き伏せようとする場合があって，こうした精神状態が，精神保健のスタッフないしは身内の者に対し，甚だしい催眠作用をおよぼすことがある。現実には，患者の心は，人生を生きるためにではなく支配するために，患者から生命を奪い取ると決めている，きわめて残忍な精神病的過程に掌握されている可能性があるのだ。穏やかな合理的ふるまいという外観の奥底に，人生に対する，そしてそのような患者が必要とする援助に対する，躁的な勝利感や侮蔑のほどが隠されていることが多い。より重症の患者においては，拒食症的

な対象が患者の心を支配していて，無言ながらもきわめて有害な暗殺者のように機能していることがある，というのが現実である。

　フロイト（Freud, 1911b）は，人生の最早期，乳幼児は快楽原則に支配されていて，この原則が快楽を追い求め苦痛を回避せよと乳幼児に命ずる，と考えた。彼は，快楽原則から現実原則への移行という観点から，乳幼児の発達課題を説明した。現実に対する欲求不満が次第に頭角を現してくるにつれ，乳幼児は外的現実が自らに課す制限を認識し，それを受け入れるのを余儀なくされる。成熟しつつある自我の役目は，イドによって表される本能的な満足というニーズと，超自我によって表される外的現実による禁止との妥協点を探すことである。

　クライン（Klein, 1946）は，こうした過程は，乳幼児が良いものや生きることを求めて依存している乳房が，自らの万能的支配力がおよばない別個の対象であると発見したときに始まると考えた。このような発達段階に耐える乳幼児の力は，乳房との接触を介した「良い」対象の内在化と関係していて，しかるのちそれが乳幼児の内的世界の中核を形づくると考えたのだ。この対象は，乳幼児を良い気分にさせ，分離や依存にまつわる痛みや不安に耐える助けとなる。良い対象を内在化することに困難があると，その乳幼児は現実の歪曲を伴う原始的な防衛を用い，分離を否認しようとする場合がある。クラインは，乳幼児が投影性同一視を用いて，自分が乳房を支配していたり所有していたりするという空想を持続させ，それによって分離を回避する様子を説明した。投影性同一視は，主体によって自我の一部が客体の中に投影される，という空想を伴っている。柔軟なやり方で用いられるなら，それは正常なコミュニケーションの一部となって，誰かの立場に立って考えることができるという想像力豊かな跳躍になる。通常これを共感と呼ぶ。けれども，柔軟性に欠けたやり方で用いられると，空想の中で自己のある側面が自分との関わりを否認され，強制的に他者の中に投影されるので，病理的なものになることがある。

　ビオン（Bion, 1962a）は，包含するもの，すなわち「コンテイナー」と，包含されるもの，すなわち「コンテインド」の関係についての理論によって，クラインの考えを発展させた。ビオンは，乳幼児が消化できない心的素

材の「コンテイナー」として母親を用いる様子を説明し，これを「コンテインド」であると述べた。この過程で，乳幼児は自らの苦痛を音声や行動を介して母親に伝える。その乳幼児は，空想の中で心的素材を母親の中に投影したのだ。母親の反応が乳幼児の投影した精神状態と同調していたなら，母親がコミュニケーションに対する心的な仕事をしたのちに，乳幼児はその投影を再取り込みする。乳幼児は，時とともに，未消化の心的素材をコンテインして考える母親の力を内在化する。これが母親と乳幼児の「良い」関係の基礎であり，分離や発達に向かう下地を作る。「乳房との関係が良いものならば，自己の精神的な特質を許容する能力へと発展する可能性がある」(Bion, 1962b, p. 118)。けれども，乳幼児のコミュニケーションないしは投影が母親に受け入れられなかったり，乳幼児と母親の関係があまりにもの羨望に妨害されていたりすると，このような良性の循環が崩壊してしまう。乳幼児はこれを，乳幼児と母親の結びつきに対する母親による攻撃として体験し，コミュニケーションから意味が剥奪されたと感じる。乳幼児は，心的苦痛におびやかされている心を発達させ，情緒的な意味に気づくなり，どんなものでも排出することを余儀なくされる。情緒的な結びつきが憎悪されるのは，それが乳幼児と外的対象のつながりを表しているからであり，分離や他者への依存という現実を乳幼児につきつけるけれども，自我が脆弱な乳幼児は，この現実に対処できないからである。

　重篤で慢性的な拒食症に罹患し，私が週2回の個人心理療法をおこなった既婚女性患者Wさんの事例に，そのような乳幼児期の体験の帰結が示されている。この破壊的な内的構造への彼女の耽溺の全貌は，最初のブレイクダウンまで明らかにならなかった。私は時折，**感応精神病**に巻き込まれるほどに，患者による非・言語コミュニケーションの強烈な性質に影響されていた，ということも明らかになった。こうした関わり方は，自分の支配力によって心理療法による脅威が中和された，という安心感を彼女にもたらした。けれどもその代償は，発達し進歩するのに必要な，真実ながらも不安をかきたてる情緒的接触を患者に与えない，ということであった。このような逆転移感情は，時に，彼女が成長するために必要なつらい情緒的接触を行なう私の力を妨害した。

事　例

病歴

　既婚女性Wさんは26歳の患者で，摂食障害ユニット所属の精神科医長か
ら我々心理療法ユニットに紹介されてきた。我々のユニットが担当する患者
は，週2回の精神分析的心理療法を2年間，その後続いてグループ療法を提
供されることが多い。Wさんの治療は，我々のユニットと摂食障害ユニッ
トの合同で管理された。Wさんは裕福な中流階級家庭の出身であった。彼
女の説明によれば，父親はかなり情けない，強迫的な男で，大酒呑みで，ひ
とつところに長く留まることが決してない人，母親は，自分の容貌のことで
頭が一杯の人とのことだ。母親は，Wさんが自分の年下のボーイフレンド
を盗ったと言って責めたことがあるそうだ。

　Wさんが8歳のとき両親は険悪な雰囲気で離婚した。10歳で全寮制の学
校に入るまで，母親および弟2人と暮らしていた。母親は自分自身のことし
か考えられない，とずっと感じていたし，10代前半の頃は，母親が躁的に
なって大騒動で，その間ネグレクトされていたという。食べ物のことでは長
年困っていた，と彼女は報告した。8歳のとき頭の中で，意地汚い奴だ，食
べるな，という声が聴こえたのを覚えている。全寮制学校のとき，ある男の
子にキスしたせいで妊娠したという空想を抱き，その結果，体重が増えるこ
とを阻止すべく，最小限の食べ物しか摂らなかった。10代前半で拒食症に
なり，20代前半には何度か入院した。障害にもかかわらず，大学入学に必
要な上級一般教育資格Aレベルを何科目か取得し，その後，大学で学位を
取得した。

　Wさんは20代半ばで結婚した。けれども，夫が性的関係を持ちたがった
り子どもを欲しがったりするので，心理療法に来た時点で，この結婚は困難
に瀕していた。Wさん曰く，過去に性的関係を持ったことはあるが，それ
は一夜限りのものだったり，行きずりの関係だったりしたそうだ。夫との
セックスを楽しんでおらず，妊娠することに怯え，「自分の体内に赤ちゃん
がいるという考えには虫唾が走る」と言った。彼女自身の悲惨な母子関係の

帰結として，母親になるなどという考え一切合切が，本当に恐ろしいことな
のであった。

心理療法

　心理療法に来るのが大嫌い，問題を抱えているというのは意地汚いみたい
で気分が悪くなるから，とWさんは言った。心理療法はすこぶる難しいと
彼女は感じていたけれど，熱心に通ってきたし，大事なものとして扱った。
Wさんはとても小さな声で話したり，語りが断片化していたりして，セッ
ションは痛々しいコミュニケーションの困難に彩られた。何らかのことを声
の調子で表現するのは稀で，彼女はセッションの始めに，いかなる現実にも
つながっていないような漠然とした単語を3つか4つ口にし，黙り込んで私
の反応を待つのだった。私が反応しなければ，私が彼女を責めているとか，
私のせいで人生が大変だとか訴えて，何か言うよう私に大変なプレッシャー
をかけた。あるとき彼女は，私が何かを言いさえすれば，何を言ったかはさ
したる問題ではないと述べた。Wさんは，私が彼女に話をさせようとして
いる，そういうものは大人の営みであって信用ならない，と抗議した。「人
は，言うこととやることが違う」。彼女は，より信頼に値すると考えられる，
芸術や行動によるコミュニケーションの方を好んだ。彼女は内なる声が，私
とあまり話をするな，私は「危険だし，信頼ならない」から，と警告してく
る，と説明した。論文「結びつきへの攻撃（"Attacks on Linking"）」で，ビ
オン（Bion, 1959）は，乳幼児が生きるために依存している良い対象との結び
つきが分裂させられ，羨望ゆえに攻撃される様子について述べた。私が考え
るに，Wさんは私が，関わりあえる良い対象なのか，それとも距離をとっ
ておくべき誘惑的で信用ならない対象なのか，定かでなかったのだろう。
　Wさんが私の一挙手一投足を注視して精査するものだから，コミュニケー
ションは困難で，私は時に，その手のかかる有様に苦しんだ。彼女は，沈黙
や長期休暇や設定変更を，彼女と私の結びつきへの脅威としてとらえたし，
カウチの上でたびたび私の方を振り向いて，私が何をしているのか見やっ
た。あるとき彼女は，私が言葉を発しなければ私が厳しい批判的な人物に
なったと思ってしまう，だから，そうではないと確かめるために私を見なく

てはならない，と説明した。心理療法は彼女の人生体験とは異なるはずのも
のだとWさんは主張し，私が黙っていると，両親の目に映らないと感じさ
せられた過去のトラウマを，私が反復しているのであった。Wさんは，心
理療法士と患者は，2人の間にいかなる差異もないというように，ぴったり
と調子があっていてしかるべきだ，と確信していた。彼女は私を，彼女自身
が創り出した理想的で神のような人物であって，心理療法に献身的かつ従順
に服従することを彼女に期待しているとみなした。例えば彼女は，何事かに
ついての私の意見を始終想像しようとしては，その意見にあわせねばならな
い，という圧力にさらされているように感じた。もしあわせられなかったな
ら，私に承認されないだろうと恐れて，彼女は自分の行動を内密にしておく
のだった。

　コミュニケーションがそのように骨の折れる有様であった挙げ句，彼女が
ぼそぼそ喋るものだから，私は時折，自分が彼女の方に前傾していたり，彼
女がすでに言ったことを，大きな声で言い直したりしているのに気づいた。
彼女の喋り方が苦しくなるほどゆっくりで，私が先取りして言ってしまった
ことも何度かあった。まるで，彼女から言葉を引き出したいかのようだ，と
我ながら感じたこともあった。この状況にあっては，彼女の心の中で何が起
こっているのか知りたいという欲求や必要性を抱き，飢えていて，時に意地
汚く情報を求めるのは私の方であった。Wさんは，心理療法の目的は，家
族がしなかったやり方で彼女を安心させ，愛されていると感じさせることで
あるべきだ，と考えていた。彼女が何を考え，何を感じているか，語られな
くとも私はわかってしかるべきだと言い張って，万能的なあり方で行動せ
よ，と私にプレッシャーをかけた。ほとんど何もない情報に基づいて解釈せ
よというプレッシャーに私が従わなければ，Wさんは，彼女の根深い不安
感を私があおっている，と文句を言った。

　バークステッド＝ブリーン（Birksted-Breen, 1989）は，拒食症患者におけ
る母親からの心理的分離の失敗は，この疾患の主たる臨床的特徴のひとつで
あると主張した。拒食症患者が，見捨てられるに等しい分離の恐怖と，飲み
込まれる恐怖の間を揺れ動く様子について述べたのである。拒食症患者は，
Wさんが私にしたように，小声でひそひそ話し，それによって心理療法士

を自分に引き寄せることで，分離の問題を最小化しようとする場合がある。

　Wさんは，私の心の中にもはや自分が存在しなくなったように感じるために，分離や，心理療法の休暇を憎んだ。ジョン・スタイナー（Steiner, 私信, 2015）は，ある種の患者が，まるで母親の愛情は物理的な特性を有する物質で，使い果たすと尽きてしまう限りある資源であるかのように行動する様子について述べた。Wさんは転移の中で，まるで私の関心や配慮をめぐって彼女と私の生活の他の領域との間で競り合いがあるかのように行動した。長期休暇中，実際に彼女はたびたび私の妻が妊娠したという確信を断固として抱き，休暇明け，彼女と心理療法をするには私はあまりにもくたびれ果てていて，そのために心理療法を終わりにするだろうと決めてかかった。それはまるで，私のことを，「たったひとりの赤ちゃんしか面倒をみることができないだろう，一度に2人はあまりに骨が折れるから」と思っているかのようだった。Wさんの体調や知覚は，長期休暇によって劇的な影響を受け，彼女は決まって視力が悪くなったと訴えていた。ある長期休暇のあと，彼女は眼鏡屋で測定してもらったところ，説明不能の理由で，視力が著しく落ちていた，と語った。休暇中，その眼鏡屋は彼女が近視だと言ったのに，心理療法再開後の再検査では視力が正常に戻っていたことが明らかになった。Wさんは，私がもう彼女のことを認識しなくなったり，彼女に会ったことを忘れたりするのではないか，と心配になったのである。

臨床素材

　次に示す最初の臨床素材からの例は，心理療法を開始して初めての長期休暇に入る直前のセッションのものだ。そのひとつ前のセッションで，Wさんは自分があまりにも人の言いなりだと訴えていて，セッションの終わりにカウチに居座ったら，私がどう反応するか見てみたいと思ったのだった。

　　セッションの冒頭，Wさんは黙っていた。それから，小さな生気のない声で言った。彼女が感じたのは，前回のセッションで，私が願うところに彼女を連れていっておいて，一日の残りを自分で切り抜けろと放り出した，そのせいで，その日はめちゃくちゃになった，ということだった。「自転車で

家に帰る道々，自動車が私に突っ込んでくればいいのに，という気持ちになった。粉々に砕けてしまいたかった」（しばし沈黙）。「それで，この視力の問題があって。ちゃんと見えない。歩いていると，何度も人に突っ込んでいってしまう，でも眼鏡屋のところへ行くのも心配。だって『でっちあげだ』と言われるだろうし。私はまるで幽霊みたい，私がぶつかるまで，誰も私のことを見ない」。セッションが，彼女の視力や見て理解する力を奪い取った様子を，私が見てとることができないと彼女は思うのだろう，と私は言った。Ｗさんはある友だちと太極拳の教室に行った，と応えた。「ちょっと楽しんでみようと思って行っただけ。でも，インストラクターがやっていることを，何も，私の目でとらえて理解することができなくて，怖くなった」。

　「どうでもいいと先生は思っているのでしょう」とＷさんは言った。「先生にとっては大差ないでしょう，ねえ？　何にも変わらない。先生は私に心を動かされない。心を動かされないように訓練を受けている，だから私が自殺したら，それは私の責任ってこと。もし私が車にはねられて入院したとして，私がセッションに来られれば先生は私に会うだろうけれど，来られなかったら会わないと思う。ときどき，こんな空想をするんです。先生の目の前で私の皮膚をかきむしって引き裂く，そうしたら先生はどう反応するだろう，って」。私はこう言った。Ｗさんは，彼女が置かれている状況のつらさに，私が関心を持っていないと感じさせられている，そのくらい私が，私の方法論に固執している，そういう気持ちの耐え難いほどの苦痛を，私に理解してもらいたいのだ，と。

　Ｗさんは，私が理想的な心理療法士で，彼女が私に付与した特徴以外は持っていない，という錯覚を確立することにより，私が分離した別個の存在であるという問題に打ち勝とうとした。私は彼女があれこれを投影する空白のスクリーンであるということになっている，と彼女は言って，そのことをたびたび正当化したし，ゆえに彼女は「先生のことを女性だと思う必要がある」のだった。もし私が男性であると思ったら，私は脅威になってしまう。「男性というものはセックスにしか興味がないから」。彼女はこう想定した——私は，女性の心理療法士だと思われたがっているだろう，なぜなら女性

は乳房を持っていて，幼い我が子に授乳し，サポートすることができるから。Wさんは，分離がなく，意思疎通を図る必要もない，子宮のような体験を提供するよう，私にプレッシャーをかけた。その状態から少しでも分離をすると，彼女はもう自分は存在していない，私に見えぬ亡霊になった，と感じた。それと同時に，私の中に投影されていた彼女の心の部分との接触を失ったと感じて，Wさんはパニックに陥った。太極拳の素材に関しては，Wさんは，ちょっと楽しんでみようと思って心理療法に来た，と言っているのだと思う。しかしその心理療法は，彼女が自分の目を介して物事をとらえ，理解することができないという事実に，痛烈に気づかせた。Wさんは私のことを，自分の複雑な動きに生徒がついてこられていない，何も理解できていない，という事実に気づいていない様子のインストラクターであると思っている，とも考えた。私は，自分の理論に固執し，彼女の痛みや苦難の影響を受け入れない，鈍感な対象なのだった。私の眼前に立ち，皮膚をかきむしって引き裂く彼女という光景は，言いたいことを伝え，内側に何があるのか具象的に私に見せるには，私の眼前で自らをばらばらに引き裂かなければならない，という彼女の気持ちを伝えてくるものであった。

　ブリトン（Britton, 1989）は，母親・乳幼児という二者関係に対するエディパル状況の影響力を説明し，ビオンのコンテイナー・コンテインド理論をさらに発展させた。ブリトンは，乳幼児が自分の体験を受け入れて，考えることを助けてくれる「良い」乳房との関係を内在化できたとき，この心理的な歩みは耐えられるものになると主張した。けれども，乳幼児が「良い」乳房をうまく内在化していなければ，エディパル状況の出現は時期尚早の侵入のように感じられる。乳幼児の投影に応えられる良い乳房との関係を乳幼児が確立する前に両親カップルが侵入してきたなら，乳幼児の，エディパル状況の痛みに耐える能力は阻止されることがある。「エディパル状況に直面し，精神病者は己が心を不具にする」（Britton, 1989, p. 37）。エディプスがイオカステのブローチで自らを盲にしたのは偶然ではない。スタイナー（Steiner, 1990）はこのように指摘した。エディプスは「自分の目を攻撃する。耐えられぬ現実との連結部分たる目を。そして，体験し，知覚して了解する自らの能力を破壊することで，この痛みの源を消滅させようとする」（p.229）。W

さんが誰かに突っ込んでいくという着想は，自分の苦境を痛感している彼女の心の破滅を表わしていると同時に，まるで対象の外に存在しているのが耐え難いかのように，対象に乱暴に再侵入しようとする試みも表していた。非常に劇的であったのは，彼女の見通す力，すなわち洞察力だけでなく，見る力，すなわち視力も影響を受けたということである。つまり，私からの分離や私との差異の，物理的な証拠をもたらすところの視力が破壊されたのだ。

　最初の長期休暇のすぐあとで，Ｗさんの体重が落ち，摂食障害チームは，精神保健法に基づき，彼女を精神科病院に再入院させる決断をした。彼女は腸内の閉塞を訴えて，食べると顕著な痛みが生じると言い，食物を拒んだ。スタッフが食べるように勧めると，自分を悪化させていると言って責め，内科病棟に転院させるよう要求した。総合病院に移されると，摂食障害ユニットの看護師がいたにもかかわらず，彼女は経口では飲食禁止になり，静脈点滴で栄養を投与された。Ｗさんは，点滴で栄養を投与して彼女を虐げた，と再三再四スタッフを責めた。実際に，彼女は点滴を勝手にいじって，血管から針を引き抜こうとした。Ｗさんの精神科ケアを担当する摂食障害病棟の管理者は，死が生に勝利する様をスタッフが目撃するのを余儀なくされるような気がするから，看護師たちに，つききりの観察を頼むのが好きではない，と語った。疼痛に関しては何の身体因も見つからず，彼女は摂食障害ユニットに戻され，やがて改善し始めた。

　この期間中，Ｗさんの心は，いかなる欲望や他者への依存状態をも憎む拒食症的な内的対象に支配されている，と私は考えていた。この構造は，自己の外側の誰か，あるいは何かの必要性を認めず，その代わり，人生における難題はニーズを否認したり狂信的に支配したりすることで対処できる，と思い込んでいた。拒食症的な内的構造は，ありきたりのニーズや欲望を攻撃し，欲することや生きることよりも，自己完結，飢餓，死を渇望した。摂食障害ユニットおよび低容量の抗精神病薬の助けを借りて，数カ月後，Ｗさんは退院になった。
　このときの治療の破綻によって再考し，臨床的な議論の助けも得て，私

は，何であろうと取り入れることを妨げる，この摂食障害的な内的対象の影響力を甘く見積もりすぎていたと気づき，アプローチを見直した。実は心理療法に復帰してすぐ，Wさんはこの内的構造の影響力を示す夢を語った。こんな夢だ。Wさんは私と心理療法のセッション中だが，彼女の後ろの，部屋の片隅，視界に入らぬところに，邪悪なギャングの一味のような人物がいて，私に何を言ってよく何を言ってはならぬか，取り締まっている。

　ソーン（Sohn, 1985a）は，摂食障害患者が対象に，さまざまなものを寄越すよう貪欲に要求するのに，その提供されたものを，まるでもう欲しくないものであるかのように，羨望に基づいて攻撃する様子を説明した。対象は，まるで食欲をそそらない，冷めきったつまらぬ食事を提供したかのように感じさせられる。そして関心は次の解釈，つまり次の食事へと転じる。理想的な食事を見つけようとし続けねばならぬ，その食事こそが栄養や満足を与えるものになるだろうから，と心理療法士に信じこませることで，患者は心理療法士の有能さや創造性を攻撃して蝕む。加えて患者は，自らの，接触に飢えていて，応答可能な部分をも，羨望に基づいて駄目にしてしまう。ルーカス（Lucas, 2009c）は，対象を希求するいかなる必要性や欲望をも憎悪する精神病的で拒食症的な内的構造と，非・拒食症的な部分との間の分割を説明した。その人の精神の内側で，こうした2つの力が覇権争いをしているのだ。

　上述のWさんの夢は，心理療法や私との接触を取り締まる内的人物像，つまり彼女が別個の対象である私に依存するのを禁ずるギャングの首領，という光景を正確に描き出していた。この拒食症的な内的対象は，我々の間の接触を求めるあらゆる食欲や欲望に対する，Wさんによる統御を表していた。自分の羨望に満ちた態度のせいで，私からあらゆる満足感を奪うことを彼女は恐れていたから，心理療法の休暇とは，私が彼女に対する興味を失って彼女から離れたくてたまらないという意味なのだろうと思え，大変な脅威であった。ローレンス（Lawrence, 2008）は，摂食障害患者を，内的・外的対象に対する万能的支配に耽溺する者，と言い表した。彼らは，分離，嫉妬，羨望の気持ちから解き放たれる，対象なき世界を創りたいのだ。自己の破壊的な部分が，生きることへの愛着や希望を抱き続けている部分を攻撃し，蝕んでしまう。同時に，生きることに対する激しい攻撃は合理化によっ

て否認される。

　ケイパー（Caper, 1997）は，患者の原始的なコミュニケーションが，即座に心理療法士の心に同一化を誘発する様子を指摘した。そうしたことは，どんな心理療法においても重要な一歩ではあるけれども，ケイパーは，心理療法士が患者との同一化に陥り，コミュニケーションについて考えることを妨げる危険性がある，と主張している。「精神分析家は，患者の投影に対する高い受容性の一環として，自ずと逆転移の病に陥る傾向があって，精神分析を進展させるためには，自らその病を治さなくてはならない」。

　同様に，私は万能的な理解を示すことによって，Wさんの，このきわめて有害な拒食症的構造への耽溺と対抗しようとしていた様子も理解することができた。例えば，ばらばらになった，拷問のようなWさんのコミュニケーションの眼前にあって，私は，時おり自分が，彼女の言っていることを理解したと思い込んだり，ほとんどない情報に基づいて時期尚早なコメントをしたりして，欠落を補おうとしていることに気づくのである。このように，語られたことと私が理解したことの間の隔たりを，私の全知感が埋めようとしたわけで，私は無意識的に逆転移の中で行動化していたのだ。こうした力動の作用とは，Wさんと私の接触を求める欲望を乗っ取ってしまうことであった。この種の偽りの接触は，実は，心理療法士から患者を，Wさんの非・拒食症的な部分から必要な心理的栄養を，それぞれ奪い取りつつ，治療的な接触の体裁を作りだすという，感応精神病として機能した。Wさんとのコミュニケーションにおいて，推量をあてにすることで，我々が互いに個別であるという現実と，情緒的な接触の痛みの両方を回避した。もし我々が，それぞれの心を持った2人の別々の個人としてコミュニケーションをとりあったなら，お互いに関し，空想上の理想に合致しない，つらい事柄を発見する可能性があった。事実，彼女が心の中で作りだした理想的な心理療法士とは，私が全知的なあり方で機能する限りにおいて維持されることがかなうものだった。それによって，言語コミュニケーションという，つらく屈辱的な過程の必要性を迂回した。彼女がかつて私に言ったように，「大人の言葉は信用ならない，大切なのは行動」というわけだ。

　この間の数カ月，私は，Wさんの心の拒食症的な部分が，いかなる欲望

や必要性をも攻撃し，それによって彼女から援助が奪い去られる様子を解釈することによって，この内的構造の影響力に周波数を合わせようとした。また，もう少し彼女と話ができそうなときには，彼女が素材を呈示しておいてから，接触に興味を失い，拒食症的な精神状態に引きこもる様子について論じた。彼女が受動的な態度に積極的に退避することになってしまうだろうから，過度に彼女の示す素材に興味を惹かれたり，心躍らせたりする誘惑に抗おうとした。それよりも，彼女の関与および撤退に気を配ろうとし，コミュニケーションや理解を求める欲望が私に投影される様子を解釈した。こうした私の態度の変化は，Wさんのコミュニケーションの本質の変化につながったし，セッション中，彼女はより活気に満ち，生き生きしてきた。彼女は絵を描き始めたとも言い，その絵画は心理療法の実況解説なのだと述べた。Wさんと私の分離や，コミュニケーションの象徴的な性質のおかげで，私はWさんの内的世界の状態をさらに理解することができるようになった。

　次に述べるセッションは，その数カ月後，クリスマス休暇の直後におこなわれたものである。私はその頃，セッションの予約時間を，診療時間外から通常の時間内，つまり日中の予約に変更していた。Wさんの空想は，私は彼女に会いにセッションに来るのではなく，より多くの時間を妻と過ごしているのだ，そしてその妻は，彼女が思うに，出産したばかりであるというものだった。

　セッションの冒頭で，Wさんは，前回のセッションのことで私に腹を立てている，前回は時間の無駄だったと思う，と言った。「先生は，私のことを知らないと言っているみたいだった……金曜日，私はひたすら怒り狂っていた，だって私はここで先生といたかったのに，家で夫とではなくて。でも，それは許されていない，ですよね？　ただ先生の隣に横になって……でも，ここではそれは許されない，ですよね？　先生は，いま，ここで，話をしたいだけ」。私はこう応じた。Wさんは，私にぴったり寄り添って独り占めできる，私との特別な関係を奪い取られたと感じるのだろうと思う，と。Wさんは，絵を描いている，私に見せたい，と言った。「でも時間の無駄ですよね，だって先生は興味がないのだから。先生は絵を見たくないでしょ

う，私に話をしてほしいのでしょうね」。Wさんは，非・言語的なコミュニケーションにこだわっているのだと思う，それは物事を言葉にする必要性を迂回するものだ，と私は言った。彼女は一緒に考えることを回避する方法として，私に寄り添っていさせてほしかったのだ。Wさんは，非常に狼狽えて，こう応えた。「そうですね，ええと，先生は何の役に立つというんです？私の見たところ，先生は，退いていっているように思う。私，出ていって，帰って来ずにおこうかという気分。ここに来ることに何の意味があるんです？」。Wさんは，自分の気持ちや考えを説明することを求められると，セッションを支配できないと感じるのだと思う，と私は言った。

　次いで彼女は絵の説明をした。その絵は，王と女王が互いの目を覗き込んでいるというもので，2人の下方に心臓を杭で貫かれた小さな緑色の人物像がいるのだ。「あまりにも明らかで，説明する必要もない。それが私の感じていること。外に突っ立ったまま，離れ離れで，取るに足らない，魔女みたい，って」。私はこう言った。我々がコミュニケーションをとっていると，彼女の拒食症的な部分が裏切られ，傷ついたと感じるのだと思う，と。Wさんは，私が彼女を放っておいて，彼女の頭の中から出ていってくれればいいのにと思うだけ，と言った。「先生は私に何もしてくれない」。Wさんは，私のアプローチは，まるで自分が存在しないかのように感じさせる，と言った。「自分はすごく子どもっぽくて，すごくいらついている，でも私は怖い，もし自分がいらついたら，先生は石像になってしまうだろうってことが」。私はこう考えた。彼女は，もし私を批判したなら，私は彼女にまったく興味を失なってしまうという反応をするだろうことが怖い，と言っているのだ，と。私と話すなと命ずる声が大きくなりつつあるが，耳を貸す必要はないと気がついている，とWさんは言った。

　このセッションでは，Wさんの内的世界における推移が，心理療法の中で意思疎通を図る様子に反映されていた。上述の絵は，彼女の心の拒食症的な部分と非・拒食症的な部分の内的な戦いを示していた。このセッションの開始時点では，Wさんは，語ったり考えたりではなく，互いに寄り添っているのが当然であるという，非・言語コミュニケーションに基づく理想化さ

れた関係に私を巻き込みたい，という以前からの願望を語った。このような
プレッシャーは，例えば W さんのような損傷を負った乳幼児的な人物に，
大人のやり方で，言語で意思疎通を図ることを期待するなんて，心理療法は
むごい，という言いがかりを伴っていた。同様に彼女は，言語コミュニケー
ションは信用ならない，「人は，言うこととやることが違うから」と主張し
て，非・言語コミュニケーションを優先することを正当化した。W さんは
痛烈に文句を言ったが，その後で絵の説明をして，彼女の内的世界や彼女と
心理療法および私の関係について，鮮やかに言語による描写をしてみせた。

　このことは，患者の内的世界の推移や，W さんの心理療法との関係の推
移を表していた。上述の絵を夢として考えたなら，複数の水準で理解できる
ことがわかる。ある水準では，王，女王，小さな緑色の人物像の解説は，患
者の内的世界における苦闘を表している。W さんは，心理療法における移
り変わりが，彼女の心の拒食症的な部分の影響力を殲滅し，弱め始めている
様子を語っているのだ。続いて W さんは，心の中で拒食症的な声が聴こえ
るけれども，その声の影響に耳を貸す必要はないと述べ，この変化の作用を
立証した。これは，彼女の心の非・拒食症的な部分が拒食症的な部分から分
離して，声をあげ始めていることを示していた。別の水準では，拒食症的な
部分からの分離によって，心理療法士たる私に対する彼女の万能的支配力が
減退していた。それによって，大惨事であろうと思い込んでいたエディパル
的な光景の出現が可能になった。W さんは，私の内的世界に存在する，精
神分析にまつわる人物たちとの関係に私が支えられている証拠を少しでも見
つけてしまうのを大変に嫌った。そうなれば，彼女の精神障害の恥ずべき暴
露につながるだろう，と彼女は考えていた。

　論文「欠けている結びつき（"The Missing Link"）」で，ブリトン（Britton,
1989）は，良い内的対象を欠く患者にとっては，外的な良い対象にしがみつ
いてそれを支配するのは死活問題であり，エディパル状況の出現は，自らと
理想的な対象との関係を脅威にさらし，したがって，患者を生きながらえさ
せる対象との関係を脅威にさらすと考えている，と説明した。

　シーガル（Segal, 1957）が，対象であると考えられる象徴的等価物と，対
象を表すものであると理解される象徴を区別したことは，第 1 章に詳しく述

べた（「象徴化と具象的思考」を参照）。内的現実と外的現実の違いが了解される象徴的思考に向かう推移があってこそ，分離が耐えられるものになる。象徴は内的にその対象を表していると感じられ，現実の外的な対象と混同されることがない。

　空想の中の攻撃的な思考や感情は，現実ではなく象徴に損傷を与える。象徴は，失われた対象を内的に表すと感じられ，分離の過程を助けるために活用される。Ｗさんは，理想的な対象——すなわち，分離や思考の必要性を否認しようと試みる際に，彼女の隣に寄り添う心理療法士——との関係を喪失することに直面させられた。心理療法は，人生や生きていることの痛みから彼女を守る，ある種の心的子宮になっていた。発達の痛みから彼女を守るためのものでもあった。Ｗさんは，この関係の喪失は大惨事であり，心的絶滅の一形態につながると考えていた。心的分離は，患者の心に，心理療法士と第三の対象との関わり，ならびにエディパル状況という想念を持ち込み，ひいては対抗意識や憎悪といった激しい感情を引き起こした。

　愛情込めて互いを見つめあう王と女王は，恐らく，彼女自身の非・拒食症的な部分が，心理療法士との関係を育んでいる，というＷさんの気持ちを表している。魔女のような人物像は，彼女の心の拒食症的な部分を表していて，接触を求めるあらゆるすべての食欲や欲望を否認し軽蔑しており，心理療法における進展は患者の心への万能的な支配力に対する脅威となる，と感じていた。Ｗさんの絵は心的葛藤も表していた。対象から分離したり，万能的支配への依存が減ったりすると，彼女は心理療法と，より成熟した，関与しあう率直な関わりを発展させられるようになる。それによって成長の機会がもたらされるばかりか，エディパル状況が出現することにもなってしまう。そうなると，Ｗさんが考えるには，対象を支配し，自らを生かしておくためにずっと頼ってきた，万能的で幼児的な自己を殺してしまうだろう。彼女が自らの気持ちを表明したなら，私が石像になってしまうだろうという考えは，私が思うには，彼女の批判，欲求不満，失望に私が耐えられまいという恐怖や，私の理解力に限りがあることに関連するものだった。

　その後の数週間，Ｗさんは彼女の作品についてさらに語った。家族ぐるみの友人である美術商が，その一部を展示してもかまわないか尋ねてきたと

いう。Wさんは怒り心頭で，心理療法が作品にあまりにも影響をおよぼしているし，彼女の障害の幼児的な性質が，屈辱的にも一目瞭然になってしまうからそれは不可能だ，と述べた。私はこう言った。心理療法の中で，彼女の考え，気持ち，欲望を展示することを求める，その美術商とは私なのだ，そして彼女の一部はそうしたいと思っている。けれども，自分の欲望や願いが恥ずかしくもあり，受け止められなかったり理解されなかったりするだろうことが怖いのだ，と。

　このセッションは，その数カ月後，あと1年でこの心理療法を終わりにしなくてはなるまい，とWさんに告げた直後におこなわれたものである。当然のことながら，Wさんは大変に動揺した。心理療法の終わりとは大破局であって，恐ろしい，耐え難い，半分だけしか改善していない状態のままになってしまう，と彼女は感じた。またそれは，絶望的な事例である自分への有罪判決だ，と確信を抱いて，自分が心理療法にひどく依存していたせいではないか，と心配になった。

　セッションの冒頭，Wさんは，とても不安で自分がうまく対処できるとは思わない，と言った。「昨晩，目が見えなくなった。2年間そんなことはなかったのに。恐ろしい。何か薬を飲むか，来るのをやめるか，どちらかすべきだと思う。視界が粉々になって，万華鏡みたいにばらばらになった。全部先生が，私の心理療法をやめるつもりだと言ったせい。これ以上，耐えられるかわからない。不安のほどがひどすぎる。絵を描くのもやめた」。「心理療法の喪失にまつわるあなたの気持ちを，我々2人ともがどうにもできまい，とあなたは心配なのだと思う」と私は言った。するとWさんは，「子宮頚部に痛みがあって婦人科の診察を予約した，絶対に子宮摘出術が必要だと思うから」と述べた。生を憎み，いかなる欲望や創造的な潜在能力をも裂き取ろうと願う，彼女の心の拒食症の部分のもとに，私が彼女を置き去りにする，と感じたのだろうと思う，と私は言った。このような破壊性は，心理療法の終わりについての知らせによって引き起こされた，と私が理解する必要があるのだ，と。

　しばし黙り込み，Wさんは言った。「どこを見ても，心理療法を批判する

番組がある」。恐らくは，私の失敗は放送されるべきだと彼女は思っているのだ，と私は言った。心理療法はさまざまな問題を明確にし，彼女のいつもの物事のやり方を妨害しておいて，やるべき仕事がまだあるというのに，私は彼女を置いていこうとしている。Wさんは言った。「あの絵のことを話して以来，先生は逃げ出そうとしている」。私はこう言った。Wさんのニーズや，彼女の私との関わりあいの熱心さに耳を傾けることを，私が嫌がっていると思うのだろう，と。Wさんは，「芸術を失えば見て理解する力を失う」と言った。「あなたは自分の気持ちを語ることは屈辱的だと感じているけれども，私があなたを助けられるようにするには，私に，何が起こっているのかわかってもらう必要があるとも知っているのだ」と言った。するとWさんはこう言った。「叔母さんが教えてくれたのだけれど，赤ちゃんの頃，授乳のときに，私は口を開けっぱなしだったらしいんです。赤ちゃんの頃にはおっぱいを吸おうとしなかったし，小さい子どもの頃には嚙もうとしなかった。液体やら食べ物やら口からこぼれて，食べさせようとする人たちみなを本当に慌てさせたでしょうね」。

　当然のことながら，心理療法の終わりに関する知らせはWさんに大変な不安や苦痛を感じさせ，それに付随して，言語をもって意思疎通を図る能力に悪化がみられた。Wさんは，生命を作りだす手段を切り裂いて取り除く，と脅したわけだから，子宮摘出術という脅しは，私に確実に痛手を負わせるためのものだった。ウィリアムズ（Williams, 1997）は，拒食症患者が作りだす，対象を締め出しておくための「立入禁止」体系なる防衛について説明した。あたかもそれは，Wさんがこう言っているかのようだった。「まあ，さらなる創造性という希望をみな，あなたが攻撃したわけだから。私は拒食症の手の内に帰って，あなたが私の心の内側に入ることができていた道筋のひとつを遮断するんですよ」。

　支配的で拒食症的な対象は，心理療法の仕事によって背景に退けられていたが，前景に戻ってきた。Wさんの考え方は，神経症的な問題に対する具象的で精神病的な解決策に乗っ取られた。転移の中で性器は，心理療法士との接触を望む患者の非・拒食症的な部分を表していた。情緒的に応答可能

で，自らの内部で物事が成長することを求めている部分である。けれども，心理療法の終わりにまつわる痛みや喪失に直面すると，彼女の心の拒食症的な部分が具象的な解決策を差し出した。つまり欲望を包含する臓器を取り除き，雌雄なく性行為なく欲望から解放され，幼児的で自己完結した自己愛的な状態に戻る，というものだ。自らの非・拒食症的な部分に W さんが物事を取り入れた結果として現れた発達はみな，育まれつつある想念としてではなく，まるで汚染物質であるかのように取り扱われた。心理療法の成果たる内的な赤ちゃんが攻撃されていた。

　患者の心の拒食症的な部分によるプロパガンダは，誰も，あるいは何も望んだり必要としたりしない，完璧で対象なき世界を作りだすことによって，依存や喪失にまつわるあらゆる痛みを回避できる，というものである。実際にできることといえば，死を身近に引き寄せておいてから，しばらくの間それを押しのけておく程度がせいぜいだが，本当に生や死を制御できるという空想が生まれることがある。

　この臨床例では，心理療法の終わりという衝撃的な知らせに対する反応として，W さんの思考は具象的になった。まるで心理療法の終わりが，彼女から何か創造的なものを，引き裂いて取り去るかのように感じる，という恐怖のなにがしかを，彼女が必死に伝えてこようとしている，という感覚もあった。患者の拒食症的な部分は，W さんが心理療法に汚染されたという想念を，TV 放送のように吹聴するけれども，彼女が私を攻撃すると，考えることを助けてくれる対象を喪失する結果になる，とも彼女は気づいていた。つまり彼女曰く，「問題は，芸術を失えば，見て理解する力を失うということ」。セッションの終わりに，W さんが小さかった頃，口から食べ物がこぼれ落ちた様子を教えてくれた叔母の話をしたとき，我々がしなければならない仕事とは，物事を繰り返し噛むように熟考すること，彼女がしなければならない仕事とは，おっぱいを吸ったり，ものを飲み込んだりすることだ，と彼女は気づいていたと私は思う。けれども，彼女は私に，この反抗的で攻撃的な受け身性に引き込む力を警告していた。危険であったのは，心理療法の終結に抗議して，彼女が吸ったり噛んだりを拒み，我々が共に取り組んできた食事が彼女の口からこぼれ落ち，彼女が心的栄養に飢えたままにな

りかねないことだった。心理療法の終わりに向けて取り組んでいくにつれ，達成された発達は，再び始まった攻撃にさらされたが，しかし，消えはしなかった。Wさんの心の拒食症的な部分から分離して，我々は前進しつつあると感じた一方で，彼女の心の拒食症的な部分は，エディパル状況の出現や万能的な支配力の喪失が大惨事を招くと考えていた，という事実も私は考慮に入れねばならなかった。私が信ずるに，心理療法の結果として，彼女は自らの万能的防衛の喪失を悼み，対象からのさらなる分離に，そしてそれでもまだ対象に依存していることに，耐えることができた。

　ためらいはありつつも，Wさんは個人心理療法ののちグループ療法に進むことができ，そこで前進を続け，以降入院することはなかった。グループを活用して，自らの困難について理解を深める力は，彼女のさまざまな能力に反映された。彼女は結婚生活を維持したし，それと同時に，自身のキャリアを発展させてもいったのだった。

考　察

　治療が不守備に終われば，拒食症は今なお，精神保健領域でもっとも致命的な疾患のひとつである。毎年多くの患者が，慢性的飢餓により死に至る。患者は，事態を掌握しているものとして自らを呈示することが多い。実際に，何も問題はない，と他者を説得するのが上手いことがある。慢性的な拒食症に罹患する患者を扱う仕事においては，患者の心は，制御可能な対象との関わり以外，あらゆる食欲を憎悪しあらゆる必要性を否認する，精神病的な部分に支配されていると考えると有益である。このような，現実や生きることに対する精神病的憎悪の全貌は，別の部分——それは概して，道理をわきまえ現実に触れているものとして呈示される——によって隠蔽されている可能性がある。実際には，こうした患者はプロパガンダを吹聴し，患者自身および他者の現実感覚を蝕む。こうした患者の拒食症的な部分は，人間関係や対象を，精気を失うほど支配することにしか興味がない。心理療法や治療に協力しているように見える患者が，同時に，人生を支配し，人との接触を欠乏させようとしている場合がある。

Wさんの心理療法の初期段階では，彼女のコミュニケーション法は，彼女を理解するために必要な素材を私から奪い去った。このことには，互いが互いとは別個のものであることを否認した状態に私を巻き込むという作用があった。それと同時に私は，食べ物の最初の一片を受け取った飢えた人のように，がっついて素材の理解を掴みとりもした。それによって患者は拒食症状態に逆戻りすることになったし，私の解釈は，栄養ではなく，まるである種の興醒ましの毒かのように扱われた。

　Wさんがブレイクダウンして入院したあと，私は自分の逆転移や微妙な実演にさらに注意するようになって，それが彼女の臨床像に劇的な変化を生み出した。羨望に満ちて破壊的な彼女の心の拒食症的な部分に私が支配されており，そのために，彼女の心の非・拒食症的な部分が支援に飢えたままになっていることに気づいた。Wさんは，対象を支配したり分離を否認したりを気にかけることが少なくなって，セッション内での語りが増え，投影性同一視の目的が変わった。その結果，セッション内で私は，より多くの素材や考える余地を与えられた。この発展は，心理療法士との本物の接触を探し求めている，患者の心の非・拒食症的な部分の発達と同時に起こった。とはいえ，これは前向きな一歩であったけれども，彼女の飢えた心的状態を保っておくために，その受け身性が担っている役割も，私は理解しなくてはならなかった。開いた口から食べ物をこぼれ落ちさせておく様子の説明は，いずれ患者は，心理療法を成功させるために必要な（噛んだり吸ったりという）仕事をするのではなく，受け身的になる，という事実を強調するものであった。このことは，私にしてみれば，心理療法において与えられるあらゆる栄養に対する攻撃であるばかりか，思うに，彼女の攻撃性を私が引き受けることはできまい，という恐怖をも表しているようだった。Wさんは，心理療法とは自分にとって何なのか，批判も含め咀嚼して考える過程は，心理療法の仕事をしているというより，むしろ，自分を攻撃していると私に目されるだろう，と考えたのだと思う。私が逆転移に対処できなければ，ある種の強制給餌という結末になった。

　時間をかけて，私は，過度に積極的になるよう挑発されたと感じずに，こうしたふるまいを解釈することができた。彼女の心の拒食症的な部分から分

離して，我々は前進していると感じた一方で，Ｗさんの心の拒食症的な部分が，エディパル状況の出現や万能的な支配の喪失が大惨事を招くと思い込んでいる，という事実も考慮に入れなくてはならなかった。心理療法の終わりに向けて，我々が共に取り組んでいくにつれ，心理療法で得られた発達は，再び始まった攻撃にさらされたものの，消えはしなかった。事実，患者はグループ療法に歩を進めることができ，前進を続け，もう入院することはなかった。

　心理療法の開始当初は，断片化したコミュニケーションに刺激されて，私は過剰に積極的になりがちであった。また，彼女の心の拒食症的な部分から分離することで，コミュニケーションに一貫性や意味があると感じたという事実も考慮に入れねばならない。しかし，こうした偽りの治療上の理解は，心理療法士と患者の真の情緒的接触が現れるのを防ぐためのものだった。ケイパー（Caper, 1997）は，心理療法士の母親的な側面は，患者のコミュニケーションに対し受容的であり，その一方で父親的な側面は，投影が母親の心を乗っ取り，打ち負かすのを防ぐというように，心理療法士が両親カップルのように機能する必要性について説明した。

　それよりも，私はＷさんの機能の精神病的な水準に周波数を合わせようとした。やがてそれが転移を治療設定の中に集約させることになり，彼女のコミュニケーションの明快さや力強さにつながっていった。これが，対象は，彼女の攻撃性にも愛情に窮乏し求めることにも耐えられまい，という恐怖を出現させた推移である。コミュニケーションを転移に集約することで，少しずつ，患者は，自らの内的世界や人間関係にまつわる葛藤や不安に取り組んでいき，拒食症的な内的構造の影響力から自分自身を引き離すことができた。彼女の激しい攻撃に対象が耐えられるかどうか定かでなかったのだから，Ｗさんにとっては，これは恐ろしい推移であった。けれども，最終的に我々は，こうした不安のいくばくかに取り組み抜くことができ，その後，彼女は，自分自身の中で償いをなす力や，対象の中にある回復する力を見出したのであった。

第9章

ヒステリー

心理的問題の性愛的解決策

　「悪性のヒステリー患者」という用語は，甚だしい行動化や，放埒で不注意なふるまいをしておいて，他者に患者の生命の責任をとらせるよう仕向け，精神保健法のもとで精神科病院に強制収容されることが多い患者を言い表すのに用いられる。彼らは，精神病的な現象や妄想的な観念を伴った奇妙な症状を呈することがある。ひとたび病棟に入ると，彼らの病状は急速に落ち着く場合があって，数日のうちに，病棟グループを切り盛りしようと競りあったり，他患らに対し治療者としてふるまったりする可能性がある。

　そうすると患者は，精神保健法による強制入院は解除されねばならず，望むまま病棟を出入りする自由があって然るべきだと主張する場合がある。筋が通っているようだし，断片化や思考障害の全体像が消え失せてしまっていて，大抵，精神保健再評価裁定委員会が強制入院の解除に同意する。続いて，患者の前進に歩調を合わせ退院計画が進められていく。すると突然，患者は，藪から棒に，劇的でぎょっとするようなやり方で行動化し，誰も彼もを驚愕させ，精神保健スタッフに少なからぬ臨床上の難題を提起するのだ。

　こうした患者による行動の激しさや唐突さは，特徴的に，スタッフ・チーム内において，患者は操作的なパーソナリティ障害を有するとみなす者と，患者は「ろくでもない」とみなす者の分裂につながる。こうした意見の相違は，臨床チームがその役割を果たす力に影響をおよぼし，患者の症状の本質に関する議論の何もかもが，患者の病状の信憑性をめぐる道徳主義的な議論に堕ちてしまうことがしょっちゅうだ。

　こうした患者は「特別」な地位を手に入れることが多く，彼らの臨床上の問題の本質のために，スタッフは，通常の実践と相反するアプローチをとら

される。

　ある病院管理責任者は途方に暮れて，私に，外科病棟の患者に会ってほ
しいと頼んできた。患者は 37 歳の女性で，外科ユニットの非常に高額で貴
重な集中治療室の病床を 6 カ月にわたり占有していた。彼女は腹痛で食事が
できないと訴え，静脈点滴で栄養補給をされなくてはならなかった。幾度も
身体を調べたが痛みの器質因は見つからなかった。それなのに，病棟チーム
が静脈点滴を外しに行くたび，患者は絶叫し，弁護士やら訴訟やらでスタッ
フを脅すのだ。彼女はアセスメントの間，リエゾン精神科医に協力すること
も拒み，自分は「狂っていない」と言ってその精神科医を罵倒し，怒鳴りつ
けた。これには生活史が関係していた。というのも，その 15 年前，結婚式
の土壇場で婚約破棄されてから，彼女の大人としての生活が破綻していたの
である。患者は赤ん坊のごとくふるまうまでに退行し，ベッドから出ること
も両親の家を出ることも拒んだ。両親は困り果てて，おりおりに GP に助け
を求めた。患者は検査目的で総合病院に入院し，数週間後，生理学的には何
の異常も報告されず退院になるだけだった。
　今回のこの入院中，患者は，ある心理療法士が彼女のカルテに目を通す
よう依頼されたと耳にした。彼女曰く，それは彼女の意に反することで，彼
女は病院管理者との面会を要求した。その面会中，患者は管理者を虐待のか
どで責め，病院を訴えると凄んだ。管理者に向かって怒鳴ったり金切り声を
あげたりしたのち，患者はベッドから起き上がり，静脈点滴を外し，病院か
ら出ていってしまった。

こうした患者は頻繁に，十分に能力があって道理をわきまえた状態から混
沌として断片化した状態へと推移しつつ，精神状態の目まぐるしい交錯のさ
なかを行きつ戻りつする。それがスタッフに，この患者を救済したいとか治
したいとかの英雄じみた願望から，患者は操作的だとか仮病を使っていると
かのかなり道徳主義的な非難に至るまで，さまざまな反応を惹起することが
ある。人間関係はしばしば性愛化され，境界侵犯に起因する専門家の義務違
反行為の事例も稀ではない。私が心理療法を担当したある患者は，真っ昼間

に羽毛の襟巻きや夜会服をまとって外来の待合室に現れたものだ。まるで我々が，心理療法のセッションではなくデートのために会っているかのように見えた。私が担当した別の患者は，何年も前に精神科医と性的関係を持ったと公言した。20年経っても，精神科医がまだ連絡を絶やさず，患者の精神状態を観察していると主張した。彼女はこのことを，まるで患者が情事を暴き，彼自身とその家族に辱めを与えることを精神科医が恐れているかのように語った。このようにして精神科医を支配し，彼が彼女から決して離れぬことを確実にするために罪悪感が利用されていた。この主題は心理療法中にも現れ，患者は私に，激化していく自傷行為を前にして，無条件の愛や献身を捧げよと迫った。彼女は，私が私自身の不十分さや失敗に直面できないから，心理療法の有効性や治療上の価値に疑義を抱くことが決してできないのだ，と考えていた。転移の中で，彼女は私のことを，自己愛が判断やプロフェッショナリズムの邪魔をした先述の精神科医のようだ，と思い込んでいた。

　ブリトン（Britton, 1999）は，ヒステリー患者が，エディプス・コンプレックスを諦めるのではなく，患者の障害に対する治療法として現実化しようとする様子について述べた。彼らは，両親カップルの創造性に侵入するし，両親の性行動から分離できないために，患者自身の性的同一性の発達が阻害される。ブリトンは，想像力とは，子どもが不在のときに両親の性交がおこなわれる，子どもの心の中の場所のことであり，どこかで——寝室のドアの向こうで——おこなわれている両親の性的関係という想念に子どもが耐えられるなら，その時，想像力が発達する余地が生まれる，と明示している。それは，子どもが実際にそこにいないとき，対象が過ごす場所のことである。

　治療関係において，ヒステリー患者は，心理療法士の排他的な愛を要求する。同時に心理療法士の精神分析的な理論や実践との内的な関係を含む，他の人々との関わりを攻撃して蝕む。この精神状態の患者は，行動で面接室を満たして心理療法士の心を飽和状態にすることがあり，考えるのではなく反応するように仕向け，性愛化された実演によって，治療設定や心理療法士の考える能力をおびやかす。心理療法士や精神保健の専門家が表した好奇心も，患者に対する性愛的な関心であると患者に誤解されることがあって，独

特の問題が生じることがある。

事　例

臨床チームにおける分裂

ある入院ユニットの，病棟管理者，プライマリー・ナース，作業療法士が，男性患者 X さんの事例を報告した。

　　X さんは 45 歳男性で，統合失調症や BPD など複数の診断を受けていた。病棟管理者は，患者が看護チームを分裂させていると言い，もはや病棟で彼を管理することはできまいと懸念していた。病棟管理者がスーパービジョン・グループで語るには，X さんの従前の複数にわたる入院にはケアのパターンがあったそうだ。彼は，薬物を過量摂取し，精神保健法の適用になって入院させられるが，病棟に入ると精神状態は数日のうちに落ち着いて，強制入院に異議を唱える。その後，強制入院が解除になると病棟から外出し，数時間後，酩酊状態で戻ってくる。スタッフは，X さんが他患らに薬物を供給していて，ゆえに病棟に興奮や躁的な雰囲気を生み出しているのではないかと疑っていた。

　　退院計画や，リハビリ用の療養所や治療共同体への紹介は，一連の自己破壊的ないしは暴力的な行為を併発し，退院計画を台無しにした。チームは彼の破壊的なふるまいに我慢ならなくなっていて，最終的には X さんを退院させることになるだろう，と病棟管理者は打ち明けた。退院させられると，彼は薬物常習を続ける資金を得るべく路上で客を取り始め，精神状態は急速に悪化するだろう。そして彼は，著しい過量服薬をし，救急外来経由で，躁的で多幸感にあふれた状態になってこの入院ユニットに再入院になるのだ。

　　X さんは何人かのスタッフに関し正式に苦情を申し立て，その結果当該スタッフは怯え，怒っている，と病棟管理者は言った。X さんは，自分の気に入っているスタッフに対しては感じが良いが，そうでないスタッフに対しては脅迫的かつ凶暴で，悪意に満ちていた。チーム内で，X さんの障害に同情

的な者たちと，彼は操作的で威張り散らしていると感じる者たちの間に溝ができていった。女性プライマリー・ナースは，自己破壊的なことをしろと命令するジョンなる人物について，Xさんに相談された，と述べた。Xさんの行動化のふるまいに何かパターンがあるか気づいたか，と私は彼女に尋ねた。退院計画に言及すると，いつも彼が過量服薬したり部屋をめちゃくちゃに破壊したりして事態が悪化するように見える，と彼女は言った。そしておずおずと，Xさんは病棟にずいぶん愛着を抱いていると思う，と述べた。

【生育史】

Xさんの両親は2人とも，重篤で永続的な精神疾患に罹患しており，彼は年端もゆかぬ頃に施設保護下に置かれ，そこでケアを担った者や養親に虐待された。15歳で養育家庭を出ると薬物をやり始めて，男娼として稼ぎ，その購入資金にした。この頃，彼はジョンなる男と虐待性のある交際をするようにもなり，セックスの見返りにこの男が彼に薬物を与えた。ケース記録によれば，Xさんには，自分はイエス・キリストだという妄想的信念と，心気症的な不安や自傷の長い病歴がある。重傷の傷害罪で刑務所に送られたこともある。

私が思うに，ヒステリー患者は人格の中に精神病的な部分と非・精神病的な部分がある，と考えると役に立つ（Bion, 1957）。心の精神病的な部分は，非・精神病的な部分に侵入する用意がいつでもあって，つらい心理的な困難に対して，万能的で性愛化された解決策を提供する。こうした解決策は，患者が対象を嬉しがらせるようなおべっかを使って，偽りの関係へと誘い込み，現実との関わりを蝕んでしまえるという患者の能力に基づいている。人格の精神病的な部分は，性愛化された関わりがあらゆる心理的な苦痛や障害に対する治療法を提供してくれる，と思い込んでいる。ヒステリー患者は始終，さして自分自身のことを心配もせず性的関係に身を投じる。何であろうと，対象が患者に求めているものになるために，自分自身を捨て去ることができる，と空想しているのだ。こうした性愛化された崇拝を対象の中に惹起しておいて，患者は，その対象にとって自分は目に入れようとも痛くない愛し子である，という無限の安心を要求する。それなのに，対象がくれる安心

感を決して信用しない。なぜなら，その崇拝は現実を操作したことによって達成されたものだ，と患者は考えているからだ。現実を破壊的に攻撃したという罪悪感は別の人の中に投影されて，しかるのちその人は，誘惑的で不誠実だと責められる。このような自己愛的な関係が破綻すると，患者は心的外傷を負ったと感じ，子どものような状態に退行する一方で，対象を裏切りのかどで責める。

　ジョンは，Xさんの根底にある障害を否認するために，躁的で性的な解決策を提供すべくいつでも準備万端な，Xさんの心の精神病的な部分を表していた。そうした解決策の例には，自らの安全やら避妊具やら考えることなく，まったく見知らぬ人々に身を任せる傾向などが挙げられた。やがて，この解離したサド・マゾヒスティックなセックスという乱痴気騒ぎは，彼の自我の断片化につながっていった。あまりに性的な興奮に満ちた無謀なやり方で自分自身を打ち捨てる有様が，精神科サービスを，彼に介入して責任を負わねばならない立場に押しやった。

　ひとたび病棟に入ると，Xさんのふるまいに対し同情的に感じるスタッフと，彼は何らかの形の二次利得を強請しようとしていると考えるスタッフの間に分裂が生じた。しかるのち彼は両グループ間の対立を煽り，その分裂を助長させた。同情的なスタッフには，他のスタッフは気配りに欠け専門家らしくないと訴え，同情的でないグループには軽蔑をもって接した。スタッフの意見は，彼は操作的で「することに抜かりがない」という見解から，彼はジョンなる精神病的な声に苦しめられているのだという確信まで，さまざまであった。こうした分裂は，注意の焦点を，Xさんの心の問題や彼の障害の本質から，同情的なスタッフと非・同情的なスタッフの間の言い争いへと転じさせた。引き起こされた感情の強さのために，患者について総合的に話しあうべく協力するのではなく，スタッフチームが分裂したまま互いに責め立てあうことになった。

　リーゼンバーグ＝マルコルム（Riesenberg-Malcolm, 1996）は，ヒステリー患者と情緒的に応答不能な対象との一次関係に光をあてた。自らの体験に耐え，それを代謝して何かを得るのを助けてくれる内的対象が欠如しているため，ヒステリー患者は，手に負えぬ葛藤や苦痛な内的状態をさまざまな関わ

りの中に排出しなくてはならない。こうした排出は，行動や他者との実演の形をとり，葛藤や苦痛な内的状況を外在化する。対象の考える能力を打ちのめすような大げさな言葉や誇張表現によって，こうしたコミュニケーションを成立させる。ヒステリー患者は，四六時中，抑うつ的ブレイクダウンや，それに引き続く心的断片化ならびに破綻の恐怖に怯えている。彼らは，こうした不安を，外界にいる周囲の人々に自らの精神状態のさまざまな要素を投影することによって統御しようとする。

X さんは，自分の臨床像がひとつにまとまらないようにするために，無意識のうちにスタッフ・チーム内の分裂を促進させた。チーム内の分裂は，内的分裂の外的顕在化であったというのが現実のところだ。彼は自分自身を，自らの人生を統御できる統合された人として描き出そうとした。しかしそれは，彼の根底にある断片化や破綻の恐怖を否認した呈示方法である。実際にはX さんは，成人男性というより，心的外傷を負った3歳児の水準で機能しているに近かった。彼は入院病棟の患者という立場を保持しつつ，精神保健サービスに対して依存している本当の程度を否認したわけだから，二次利得とは，治療状況を支配したいという彼の願望にまつわるものだった。

病棟の険悪な雰囲気にもかかわらず，少なからぬ挑発に瀕しての，X さんに対するチームの思いやりや気遣いに私は感心させられた。病棟スタッフは素晴らしい仕事をしたと思ったし，いろいろな意味で彼ら自身の成功の犠牲者であった。X さんはその病棟を去りたくなかったのだ。なぜなら，彼はとうとう，彼の挑発や破壊的なふるまいにもかかわらず，自分を世話してくれる家族を見つけたと感じたのだから。

X さんはある水準では自らの不安や依存状態を攻撃し，否認した。けれども別の水準では，スタッフが，その躁的で自己破壊的なふるまいに対して彼が抱いている不安を理解すること，彼がスタッフの機能を分裂したり蝕んだりするのを耐えぬくことを求めていた。したがって，スーパービジョン・グループでは，スタッフ・チームが再び団結する必要性について話しあい，配慮の行き届いた議論によって，専門家としての客観性や患者への関心を回復することを支援した。このようにして，我々はチーム内のさまざまな見解や意見を集約し，まとめることができた。臨床上の難題や将来計画について考

え抜くため，多職種の専門家たち向けの事例検討会の必要性についても話しあった。それによって多職種チームは，魔法のような解決策はないと受け入れつつも，一緒に課題を共有できるようになる。このような，患者が苦情を申し立てる可能性がある事例では，上級管理職陣が，最前線に立つスタッフたちが直面する頭痛のたねのいくらかを理解することが大切である。上級管理職陣が支持的であると感じてこそ，苦情を訴える患者に不評な治療計画を実行するなどというリスクを，スタッフがとる可能性が拓ける。こうした理由により，上級管理職陣は，スタッフが直面する臨床上の難題に耳を傾ける必要があるから，彼らを事例検討会に招くことが肝要だ，と私は考えた。

　私はプライマリー・ナースに，患者のニーズについて長期的な見方を持つと役に立つだろう，と言った。Xさんには，自らに手に負えぬ感情を排出しようとして行動化する傾向があることを，彼女から話してみるよう提案した。「退院」という言葉が出されるたびに，Xさんの行動化の可能性が高まることを彼女は理解している，と示す必要もあった。

　事例検討会の数週後，プライマリー・ナースはXさんの事例を再び報告し，臨床像がずいぶん変化したと述べた。強制入院は解除されたけれども，患者はほとんどの時間，病棟に留まっていた。彼は病棟に薬物を持ち込むのをやめ，自傷行為の頻度が減り，スタッフ・チーム間の困難が減少した。患者の障害や退院させられる心配について，本人と話しあうことにしばらく時間を費やしたそうだ。本当は自分の障害や退院のことがとても不安なのだ，と彼の中で明らかになっていった，と彼女は言った。しかし，彼らは対話を始めたのである。

　退院計画が持ちあがり，続いての２カ月，Xさんが移される療養所と病棟との間で，引き継ぎ期間が設定されることで合意された。プライマリー・ナースが療養所まで何度か患者に付き添い，療養所のスタッフにも会って，彼のケアや管理上の課題のいくつかについて話しあった。数カ月後，患者は療養所に移って数年間を過ごした。

精神障害状態にある患者は，自分自身のさまざまな部分を断片化し，精神

保健制度のいろいろな部分に投影し，それがチーム内や組織内の分裂につながることがある。スーパービジョンは，スタッフが，各患者に関するさまざまな感情やとらえ方を理解し，取り組み抜く一助になるのだから，ケア制度の重要な要素である。このような患者は，行動化したり人格の内に倒錯的な要素があったりするけれども，それが彼らの機能する水準を示してもいる，ということを，スタッフ・チームに理解してもらうことを求めている。患者は，スタッフ・チームが，ひとつひとつの行動化や操作の例としてではなく，全体として彼らの機能を考察することを求めているのだ。チームが患者の問題を長い目で見ることできたなら，長期にわたるコンテインメントやケアの必要性について，さらに理解できるだろう。この種の患者は，何年にもわたる入院が必要な可能性が高い，精神保健サービスという「家族」の一員なのだ，と考えると有益である。実際に，チームが改善を急かしたり，患者の根底にある困難や障害の水準を認識できなかったりすると，それが行動化の増加につながることがある。ヒステリーの精神状態に罹患する患者は，その依存の程度を否認する場合があるけれども，患者の根底にある必要性や脆弱性に，精神保健チームが触れ続けていることも求めている。

　自らの障害の程度が臨床チームに理解されていると感じられるような，長期的にコンテインする構造が確立されたなら，患者は安定する可能性がある。そして彼らが「より穏やか」になったなら，その時，彼らの障害について共に話しあうことが可能であろう。

罪悪感の投影

　急性期入院病棟のチームが，既婚女性患者Yさんの事例を報告した。

　Yさんは50歳の患者で，心的外傷後ストレス障害および薬物濫用の診断を受けていた。リエゾン精神科医は，患者は救急外来の常連だと述べた。Yさんの入院はいつも似たようなパターンだったという。救急隊に電話して，命にかかわる過量服薬をしたと告げる。酩酊状態で，複数の男性警察官に付き添われ，救急外来にやってくる。警察官が帰るや，暴力をふるったり暴言を吐いたりする。そのふるまいやスタッフへの暴行が大変深刻になって，幾

度となくスタッフは彼女を救急外来から追い出すことを余儀なくされた。け
れども追い出されてしまうと，Ｙさんはまた過量服薬して警察署に通報し，
精神保健法のもとで強制入院になり精神科病棟に移送されるのだ。

【生育史】

　Ｙさんの両親は２人とも薬物常用者で，その夫婦関係は暴力と薬物にどっ
ぷり漬かっているのが特徴だった。患者と妹は，２人とも故意の暴力や虐待
に遭った。しかし，こうした困難にもかかわらず，彼女は学校でうまくやっ
てのけ，大学に進学した。無秩序な生活様式を送っているにもかかわらず，
大学のあと，Ｙさんは高給の専門職に就いた。30代後半になるまで，行き
ずりの性的関係の長い遍歴があり，そうした折，ある薬物の売人に出会っ
た。彼は違法薬物を彼女に初めて体験させ，２人は結婚し，彼女の部屋に彼
が越してきた。おりおりに夫は彼女を暴行し，そのせいで彼女は入院になっ
た。こうした暴行の深刻さにもかかわらず，いつも彼女は告発を拒んだ。け
れどもとうとう，深刻な暴行を経て，Ｙさんは夫と別居し，その後，離婚し
た。

【精神医学的病歴およびサービスとの接触】

　離婚のすぐあとにＹさんはGPを受診し，不安と抑うつを訴えた。GPは
バリウム（ジアゼパム）と抗うつ薬を処方した。患者によれば，この薬は症
状に対し効果がなかったし，それどころか職業生活に差し障りが出始めて，
彼女は失職した。この時点で彼女は精神科医に紹介となった。精神科医は
GPがバリウムを処方したことに批判的で，別の処方に変更した。Ｙさんは，
その処方のせいでパニック発作と希死念慮が生じたといってGPを非難した。
その後，彼女は，失職に至らしめた薬を処方したと主張してGPを訴え，裁
判で勝った。

　次に病棟管理者は，Ｙさんの直近の入院について語った。病棟に入るや，
彼女は，担当の男性プライマリー・ナースと非常に緊密な関係を持つように
なった。プライマリー・ナースを配置転換する必要があるとは感じないけれ
ども，その関係がかなりの過剰関与ではないかと懸念している，と病棟管理

者は述べた。女性スタッフのなかには，Ｙさんがプライマリー・ナースに対し誘惑的にふるまっており，彼に会う前に化粧したり，挑発的な服を着たりしている様子に気づいている者がいる，と語った。プライマリー・ナースは女性スタッフたちの懸念に取りあわず，そうした心配は，嫉妬や，患者が心的外傷を負っていることへの理解不足だと主張していた。プライマリー・ナースが非番だと，Ｙさんのふるまいは破壊的になるが，彼がいて１対１の面談ができると落ち着くそうだ。スタッフは，Ｙさんをそのプライマリー・ナースの患者であるとみなしがちであり，Ｙさんに関するあらゆる問題を彼に問い合わせた。

　数週間病棟にいるとＹさんのふるまいが改善したので，退院が計画された。それと同時に，プライマリー・ナースは他の手のかかる患者に割り振られ，その患者に多大なる注意を向けることになった。Ｙさんのふるまいは急速に悪化し，ますます世話の焼ける状態になっていった。そして著しい過量服薬をし，総合病院の集中治療ユニットへの入院を要求した。そのユニットにいる間，彼女はプライマリー・ナースが訪問して来られるかどうか問うた。彼が休暇中で不在だと告げられると，彼女は喋るのを拒み，ほとんど食べず引きこもり状態になった。彼女が精神保健急性期入院病棟に戻ってくると，彼女のケアは女性のプライマリー・ナースの担当に移ったと告げられ，しかも退院計画は依然として有効であった。攻撃的な爆発を数回したあとＹさんは自主的に退院した。けれども退院する前に，病院の管理職陣に連絡し，入院中，もともとの男性プライマリー・ナースが彼女と性的関係を持っていたと主張し，正式に苦情を申し立てた。彼は即座に停職処分となり，調査が始まった。数カ月後，病院は，プライマリー・ナースの職務上の義務違反行為の疑いを解いたが，臨床業務の定期的なスーパービジョンを要求した。

　Ｙさんは，子どもたちの要求よりも，自分たちの問題に対する躁的な治療法である覚醒剤や麻薬に関心があった両親と彼女自身を同一化していた。そのようなわけでＹさんは，両親の注目を得ようとして，薬物や躁的なふるまいと競りあっていると感じていたのだ。このような無秩序でネグレクト的

な環境にもかかわらず，患者は職業人としてのキャリアを手に入れるため，試験に合格してのけ，一生懸命働いた。しばらくの間，彼女は薬物使用や性的乱交という私生活を，キャリアや仕事から引き離しておくことができた。けれども薬物の売人である夫と結婚すると，職業生活と私生活の間を分けておけなくなった。夫は，つらく憂鬱な現実を回避する，という躁的機制に対する彼女の依存を表していた。問題解決の方法として薬物や暴力に頼る男性と結婚することで，彼女は外傷的な子ども時代のパターンを繰り返してもいた。それらを分けておけなくなると，躁的かつ性愛化された防衛が，働いて職業生活を確立していた彼女の健康な部分を攻撃して蝕んだ。彼女は，自己効力感の喪失や，自らの職業人としてのキャリアに与えた損傷に直面することに七転八倒した。

　ブレンマン（Brenman, 1985）は，ヒステリー患者が対象と偽りの関係を形づくって，自らの障害の程度を否認することを説明した。そのようにして人間関係は，成長するために現実に直面するのではなく，心的真実を否定するために用いられる。ヒステリー患者は，対象が恋に落ちるよう誘惑する。まるで，そうなれば患者の求める安心感が手に入るかのように。結合や融合という錯覚を得て解体や断片化の恐怖を回避するために，愛する関係が利用される。けれどもブレンマンは，そのような患者は，大概はそうした愛する関係を疑っており，それは偽りで破綻しやすいのではないかと恐れている，とも指摘している。そのことが，ますます多くの献身や愛情の確約を求め，対象への持続的なプレッシャーにつながる。しかし多くの場合，その確約は無価値で偽りだとして取り扱われるのである。実際に，ヒステリー患者は愛せよと誘惑しておいてから，その後で，堕落しているといって対象を責める。治療状況においてヒステリー患者は，始終，心理療法士たちが，患者を自分たちとの恋に落ちさせようとしていると思い込んでいる。

　心の中でYさんは，人生の崩壊にまつわる苦しい感情を強力な薬物で取り除くと約束してくれる，刺激的で有能な父親像になるよう，GPを誘惑した。実際に，自らの状況にまつわる抑うつ感情や喪失感を取り除きたいという彼女の願望は，治療法としての英雄的な人物像との性愛化された関係への耽溺につながった。この構造が，約束した解決策をくれず，破綻する恐れが

生じると，Ｙさんは，さらに強力な，魔法のような解決策をくれる別の人物像を見つけた。つまり彼女は，GP およびその失敗した魔術的解決策を，精神科医に置き換えたのである。万能的な解決策への有害な依存に対する彼女の罪悪感は，GP に投影された。転移の中で，GP は，彼女の問題への解決策として，本物のサポートや関心ではなく薬物を寄越す虐待的でネグレクト的な父親像に変わった。しかるのち彼女は，自分は GP に誘惑され，虐待され，裏切られたという彼女の主張を裏付ける権威者として，精神科医を起用した。

　患者が，大混乱かつ動揺した状態でユニットに入院になると，この脚本が反復された。彼女に心から献身するならば，彼こそが苦難から彼女を救い出す人物である，とプライマリー・ナースに信じさせた。

　自らの苦難に対する解と信じて，Ｙさんが，自分を愛するよう対象を誘惑しようとする様子がわかる。彼女は，性愛化した英雄的救済空想を，GP，精神科医，プライマリー・ナースの心の中に作りだし，みな，自分こそが彼女の困難に対する解決策だ，と確信するよう誘い込まれた。心のある部分では，Ｙさんは，救済者のロマンチックな献身に治療されて治ると思っていた。そうした献身が，彼女の欲しくてたまらない，自分は統合されていて愛すべき対象だという確約をくれる，と信じていたのだ。「私は，統合されていて完全であるに違いない。ほら見て，どんなに人々が私を愛しているか」。けれども，心の別の部分では，そのような献身は信用ならない，なぜなら，それは誘惑やおべっかによって得られたものだから，と考えていた。その結果，それぞれがその献身のほどを行動によって証明させられた。すなわち，GP はさらなる精神安定剤を処方するよう促され，精神科医は同僚たる GP と対立せざるをえず，プライマリー・ナースは病棟で先輩同僚たちと言い争う羽目になった。それはまるでＹさんがこう言っているかのようだった。「見て，私がどれほど愛らしいか。この人たちは私のために何でもする。いつもの処方の仕方を踏み越え，同僚を批判して傷つけ，同僚たちと言い争う……」。性愛化した関係や解決策が破綻すると，彼女は専門家たちを，彼女の障害を治すと約束しておいて，偽りの関係を提供したという，彼女の信じるかどで責めた。このようにして，常に，魔法のような解決法を信じるよう

に誘い込もうとする彼女の心の部分に関する責任は，外的対象に投影されてから，その後でその対象は，偽りの治療や治癒を提供したと責められるのである。

性愛的な逆転移

ある男性心理療法士が，週2回の心理療法を2年間にわたり担当した，女性患者Zさんの事例を報告した。

Zさんは強い不安を訴える25歳女性で，大学時代も含めてずっと学業はきわめて優秀であったけれども，二重生活を送っていた。昼間は受付の仕事をし，夜になると娼婦として働くのである。

子どもの頃，Zさんの両親は喧嘩ばかりの関係を続ける中，何度か別れたりよりを戻したりした。父親は賭け事で家族のお金を失ったし，患者の妹と性的関係を持っていると患者は確信していた。彼女が訴えるには，兄は両親に重んじられ学歴もあったが，その一方で母親は患者のことを尻軽女と呼んでいたそうだ。

心理療法の初期段階で，Zさんはある裕福な年上男性との関係について語った。この男性は，パーティに同伴すれば彼女にお金をくれるという。この活動は彼女の仕事の邪魔になったし，おりおりにこの男性と週末を絡めた休暇旅行に行ってしまって，週初めのセッションに来られなくなったりした。

初期の頃，あるセッションで，Zさんはパーティに出席すると語っており，翌朝には起きられなかった。彼女の説明はこうだ。「友だちと踊って過ごしていただけ。私は踊るのが大好き。踊ればいいじゃない，仕事で四苦八苦しなければならないのはもううんざり，何の意味があるのかと思う。今日は仕事を休んだ，だって具合が悪いし，無理するつもりはないから」。心理療法という仕事が大変で，うまくやれるかどうかわからないということを，Zさんは私にわかってほしいのですね，でも，心的なパーティに留まっていたいという誘惑にもかかわらず，実際にはセッションにやって来たのですね，と心理療法士は言った。

仕事で，ある男性に本当に腹が立っている，その人は自分の仕事をしないから，とＺさんは言った。彼の仕事は物品を購入することなのに，購入を先のばしにして，そのせいで値上がりしてしまったのだ，と。心理療法士はこう応えた。彼女の一部は，心理療法に報いるという仕事が全然はかどっていないと気づいていると思う，そしてどこかで，後日高い代償を支払うことになるかもしれないと気づいている，と。「一生懸命働かなくてはならないなんてうんざり。パーティに行って，友だちと会って，踊っているのがいい」とＺさんは言った。それで心理療法士はこう指摘した，パーティでは，好きなだけ，彼女がなりたい誰にでもなって，厄介ごとから逃れていられるのだろう，と。「クラブで，素敵な友だちに会ったのに，年上の男性たちが，電話番号を教えろと言ってきて，ちょっとうんざりし始めてしまって」とＺさんは言った。Ｚさんはこうしたパーティにうんざりし始めていて，心理療法に真剣に取り組み始めなければならないとわかっているのだ，と心理療法士は言った。問題は，自分は服を買うのが大好きということ，それから事務職で１週間かかって稼ぐのと同じ金額がパーティではひと晩で稼げること，と患者は応えた。

　次いでＺさんが言ったのは，もう少しお金を稼ぎに，また週末を絡めて出かけるから，今度の月曜のセッションには来ないということだった。心理療法士は，Ｚさんは，自分自身について真剣に考えなければならないことから逃れられると期待して，性的に興奮して，こうした男たちに身を投げ出している，と言った。このセッションにおいて，Ｚさんは，彼女自身をこうした年上の男性たちに明け渡す様について語ることによって，心理療法士に不安を投影したのだ。心理療法士は患者の，破壊的で，躁的で，性的なふるまいに苛立ったが，Ｚさんは落ち着き払っていた。心理療法士は，語られた素材の内容は理解したけれども，その情緒の重要性を見逃したのだ。Ｚさんは，躁的で興奮をそそる性的な行動化に夢中であった。つまり，この破壊的なふるまいから彼女を救い出すために，患者を追いかけなくてはならない，という気持ちを心理療法士に抱かせるような行動化に。

　ブリトン（Britton, 2003）は，心理療法士の関心や好奇心を，愛や性愛的

に魅了された様であると解釈し，セッション中の素材によって心理療法士の心に救済空想を惹起するヒステリー患者について説明した。追いかけられているという性愛的な感覚を高めるために自己破壊的ないしは放埒な行動を示す患者に，自分の関心が強く引きつけられる様に心理療法士自身が気づかない場合がある。スーパービジョンは，投影の影響からいくらか離れているので，セッションについて熟考し，売春をやめさせようとしてＺさんを追いかけ回すよう心理療法士を巻き込む，という彼女の行動が理解できる。セッションの中で，この力動は，Ｚさんの電話番号を聞き出そうとするクラブで会ったという年上の男性たちの話で表されていた。セッションにおいては，彼女を追いかけていると思われる者は心理療法士で，彼女はつれないそぶりなのだ。

　売春からＺさんを救い出して助けたいという心理療法士の欲望は，万能的な解決策であって精神分析的な手法に対する裏切りである，と患者は正しく見抜いた。それがＺさんの万能感を高めた。なぜなら彼女は空想の中で，そして現実においても巧妙に，思い定めた者誰でも誘惑することができるのだから。患者を売春婦から心理療法の患者に変換したいという欲望は，通常の心理療法的な姿勢を妨げ，ひいてはＺさんが，エディパル状況という現実を打ち負かしたいという願いを不当に利用することを可能にした。しばらくのち，熟考を経て，心理療法士は性愛的な逆転移から距離をとり，分析的な設定を再確立することができた。それによって患者は抑うつ的になり，自分について適切な形で少しは心配するようになった。

　数カ月後，Ｚさんはセッションの始めにこう言った。「ここにいると，心がぐちゃぐちゃになる。私は両親に怒っている。そして帰るときにはこう思う，『うーんまあ，誰しもが間違えるし，誰しもが変わるから』。そして夜になると，またすごく腹が立ってくる。私は父親を軽蔑している，とこっそり思う。父は『おまえは悪の道に走った者だ』と言うだろう。お酒や何や，飲んだりしたから。でも，父はやりたい放題できて，酔っ払ったり，父の性生活について私に聞かせたり。父のルールに従わなくてはならない。私には，意見を持ったり自分で判断したりは許されない。性生活なんか許されたこと

がない，男の子たちとつきあうなんて許されない。ロボットみたいであることになっている」。

7歳のとき，Zさんの両親が離婚した。「私は何度も何度も，父の離婚話を聴かされなくてはいけなくて。本当に，黙れと言いたい。でも言わない，突っ立って，聴いているだけ。まあ，父は自分が話したいことを話したいだけだし，私は万事うまくこなさなくてはならない。気を抜けないと思う。気を抜けない」。あらゆる些細なことが彼女を妄想的にさせたから，あまり考えないようにした，とZさんは説明した。彼女の外見に関し，かつて父親がコメントした有様を彼女は説明した。「おまえは太りすぎだ」「あれすぎだ」「これすぎだ」などと。父親はさまざまに不適切なコメントもした。「例えば，私が成熟しつつあるのが見てわかるとか，体にぴったりしたトップスを着ていれば，胸の形がわかるとか。体重のこと，鼻の大きさとか，とか，父は口を挟んだ。仕事から帰ってくると，シャツが私の体形にぴったりしているのがよくわかるとか言って」。

心理療法士はこう言った，「例えばパーティに行くなどといった，あなたのふるまいに対し，何くれとコメントするように私が巻き込まれていると感じることがあるのだろう。けれどもそうしたコメントをするとあなたは，私が不適切な関心を抱いていると思うのだ」と。Zさんは，「先生は，家族内のめちゃくちゃな人間関係の何もかもから離れるのを助けてくれたと思う」と応えた。そして続けて「でも，私が父親に合わせようとしている，ということはあまり考えたくない。心理療法が私を治すとは思わない，けど自分は蝶になろうとしている蛹みたいだとは思う。私は治らない，でもずいぶんましな気分」。心理療法士は，Zさんは，さまざまな種類の関心を区別することができると気づいていて，そのことが，自分は変われる，という希望をもたらすのだ，と言った。それに応えてZさんは夢を語った。こんな夢だ。「私は，心的外傷を負って泣いている赤ちゃんを抱いていたが，この赤ちゃんに，何も感じなかった」。その心的外傷を負った赤ちゃんというのは，心理療法士に不適切なコメントをさせ，不適切な関心を抱せることが果たせたときに，無視されたりネグレクトされたりしていた彼女の一部だと思う，と心理療法士は言った。「私はあまり心的外傷のことを理解したくない。夢の

中にいたのが私だとは思いたくない，私の自信を駄目にしてしまうから」と
彼女は言った。Zさんは，誤った種類の関心に夢中になったり興奮したりす
ることについて考えたくないのだ，と心理療法士は言った。Zさんは，かつ
て自分は空っぽで，何の意見も持っていないと思っていた，「私は何をされ
ても嫌と言えない，虐待された子どもみたいだった」と言った。

　Zさんの事例では，彼女の人格の精神病的な部分の影響力がわかる。この
部分が，自らの身を他者に委ねるよう促したのだ。まるでそうすることで，
価値があるという感覚が得られるかのように。このように刺激的な性的対象
になることで，彼女は自分自身や自分の心を打ち捨てた。上述のセッション
では，さまざまな種類の人間関係というものがあると気づくにつれ，患者が
変化し，前進する様子がわかる。人格の非・精神病的な部分の発達もわか
る。この部分は，性的な種類の心理療法や，性的な種類の心理療法士は欲し
くはなくて，性的対象としてではなく，ひとりの人間としての彼女に，正真
正銘，関心がある心理療法や心理療法士を探しているのだ。この部分は，心
理療法がくれたサポートに，本当に感謝していた。しかし，Zさんが父親に
魅了され，父親を誘惑したいと願う状態に容易に引き戻される様が，ある程
度は見て取れるのである。父親が彼女の虜になっている排他的な人生を，結
果として自分が送ることになる，とわかっているのに。
　心理療法士と真に接触し，心理療法を活用するZさんの力のこのような
進歩は，治療が進むにつれて，さらに改善し，確固たるものになった。彼女
は売春婦としての仕事を辞め，受けた教育を活かせる仕事に就き，個人心理
療法が終了したあとグループ療法に参加した。数年後，グループ療法士は，
彼女がグループを有効に活用し続けていると私に知らせてくれた。

考　察

　ヒステリー患者は，さまざまな精神状態の間を劇的に行き来することがあ
る。彼らは，人格のさまざまな要素を，自らの身体のさまざまな部位ないし
は外的対象に投影する。しかるのち彼らは，そうしたものを分裂させ，対象

による理解のされ方を統御して，投影された側面を支配しようとする。外的対象への支配は，英雄的な救済者になるという誘惑的な招きか，患者に必要なサポートが与えられないなら，対象は患者に心的外傷を負わせる者と目されるだろうという脅しによって，強制的に維持される。その人の情緒世界のさまざまな要素が，さまざまな関わりや，患者の身体のさまざまな部分に宿されて，患者はそれらをばらばらのままにしておこうとする。さまざまな見解が統合されでもすれば，対象からの報復につながるばかりか，盗用したアイデンティティを用いて偽りの方法で作りあげた人格の病像が，洞察によって露呈されてしまうだろうと恐れてのことだ。実際のところ，こうした患者は，自分は極悪非道なものを基盤にして作られたと感じている。ある患者は，自分の「狂気」が全部流れ出してしまうのが恐ろしくて，出産時に硬膜外麻酔を受けるのが怖いと述べた。「私は内側では，極悪非道でめちゃくちゃな有様だ，とみんなが知ってしまう」。

　最初の臨床事例の X さんは，治療状況を支配し続けながら，根底にある障害の程度を否認したかった。彼はこれを，チームを分裂させ，スタッフのある者を誘惑するとともに，他の者に虐待されたと責め立てることによっておこなった。スタッフ間の分裂が癒えて初めて，X さんの治療が進展した。

　こうした患者には，行動化や劇的な病状をとおして，騒動の背後に隠れている，患者の障害やニーズを理解できる臨床家が在籍している臨床チームやサービスが必要である。患者は，根底にある断片化という現実を否認するけれども，障害を抱えたまま，ただひとり置き去りにされることを恐れてもいる。したがって，自らの障害に対する「満ち足りた無関心」*と，劇的な行動化の間を揺れ動くのは，対象が彼らをケアし続けるのを余儀なくさせるためのものである。

　患者は，母親やその乳房と良好で信頼できる関係を確立できておらず，抑うつや絶望の気持ちを助けてもらおうとして，父親に頼ることが多い。けれども，内的対象はあまりにも損傷を負っているようで，サポートや創造的な

---

* la belle indifférence. 自分の障害の重篤さに対し，不適切に関心が欠如し，無頓着な態度のこと。

結びつきをくれるありきたりのペニスではなく，魔術のような償いをしてく
れる男根像たる父親が必要なほどだ（Birksted-Breen, 1996）。かくして父親と
の関係は，性愛的な欲望で一杯になってしまう。患者は，自分が刺激的で性
的魅力がある存在である，と安心させてもらうことを求めている。けれど
も，それが裏切りや破綻につながる偽りの関係だということ，そして根底に
ある断片化の痛みに耐えるのを助けてくれる対象はいない，ということを恐
れている。喪に服し悼むことには，良い対象に負わせた傷にまつわる罪悪感
に直面し，現実を否認する精神病的な過程への依存を手放すことが必要であ
る。このような患者は，万能感や精神病的な解決策への依存の喪失を悼む
と，耐え難い罪悪感や，それに続く断片化につながるだろう，と恐れてい
る。その代わりに，意気揚々とした躁的防衛への依存に関する罪悪感が対象
の中に投影されて，その対象は，偽りであるとか，裏切りの罪を犯したとか
といって責められることが多い。

　2番目の臨床事例で，Ｙさんは，魔術のような万能的解決策では治癒に至
らなかったため，彼女を欺いたかどでさまざまな医療スタッフを責めた。け
れども，このことのいくらかは，彼女の罪悪感の投影である。彼女は彼ら
を，性愛化された転移の中で，真正のケアの代わりに不義の愛を差し出す男
根像的な父親像のようにふるまうよう，誘い込んだのだから。

　個人心理療法では，性愛的な転移は，心理療法士と患者の間に真剣で思慮
深い関わりが作りだされることを阻む。心理療法士が性愛的な逆転移を理解
する方法を見つけてはじめて，変化や進展が現れるだろう。空想と現実，両
方において，両親カップルに対する患者の攻撃を生き延びる個人やチームに
ケアされている，と患者が感じることが大切である。同様に，精神あるいは
身体の医療現場では，臨床チーム内の分裂が理解されて対処されるまで，進
歩は起こりえない。

　3番目の臨床事例では，治療関係の性愛化が消え失せるにつれ，Ｚさんと
心理療法士の真正の接触が可能になった。それによって，時が経つととも
に，Ｚさんが性愛化や誘惑をする傾向から距離をとって，正真正銘，他者と
関わる力を発展させることが可能になり，ひいては人間関係や仕事に真剣に
関与する能力が改善された。

結　び

　精神保健制度は，深刻な精神障害があり，なおかつ多くの場合，つらい心理的な不安や葛藤に直面すると断片化してしまいがちな，もろい自我を有する患者をコンテインし，ケアしなくてはならない。彼らの心には，つらい心的現実を体験して持ち堪えるのではなく，問題を回避すべく精神病的な解決策を提供する，人格の破壊的な側面が棲みついている場合もある。患者の考えが，人格の精神病的な部分と非・精神病的な部分の間を行きつ戻りつするにしたがい，こうしたいろいろな要素は心の支配権をめぐって格闘する。

　精神病性疾患ないしはパーソナリティ障害に罹患し，自らの障害や苦悩の程度に直面するのが難しいと感じる患者は，共有された情緒的意味の世界から，万能全知の感覚に基づいた心の状態に没頭し引きこもる場合がある。情緒的な意味を伝える象徴的な価値や力が，通常のコミュニケーションから剥ぎ取られ，精神保健の専門家ないしは身内の者が，遠ざけられ，意味のある触れ合いを奪われた，と感じるような隔たりが作りだされる可能性がある。危険なのは，精神保健の専門家が，このつらい状況に反応して機械的な考え方をするようになって，その結果，患者やその苦悩から距離を置くことによって応じるような専門家に自分はケアされているのだ，と患者が感じてしまうことだ。専門家は，無意識的に，患者を神経症的な水準で理解しようとしたり，患者と一緒になって深刻な問題を躁的に否認したりして，患者の否認や合理化に同調する場合がある。そうなると，患者の思考の損傷の著しさというつらい現実を回避できるけれども，その患者の健全な部分は，何の心理的なサポートもなく，精神病的な部分を自力でどうにかさせられることに

198

なる。さもなければ，精神保健の専門家は，精神病的な兆候や症状を根絶さ
せるべく，猛烈な用量の薬物療法で精神病を打ち砕こうとする場合がある。
しかし，たとえ精神病的な状態が深刻で，患者やその身内の者に少なからぬ
苦悩や苦痛を生じさせる可能性があろうとも，精神病は患者の心のある側面
を表しているわけだから，完全に根絶やしにすることはできない。精神病お
よびその付随現象が治療されるべきではないということではない。そうでは
なくて，患者の心のある側面に耐えられないという印象を与えてしまうと，
我々が患者をさらに迫害的に苦しめる可能性がある，ということだ。人格の
精神病的な部分は，患者の心の破壊的な側面を表している場合があるが，し
かしその側面は，検討され，考慮に入れられなくてはならない。精神保健の
専門家は，患者の自己の精神病的な側面との苦闘を支えるべく，精神病的な
波長に周波数を合わせようと試みる必要がある。

　精神分析的スーパービジョンは，専門家が，患者の根底にある情緒状態に
関する想像力や思考力を再発見し，仕事に対する好奇心や情熱を新たにする
という貢献をする。現に，参加者のなかには，そもそもなぜ精神保健の仕事
に就いたのだったか思い出した，と言った者もいる。

　神経症症状やパーソナリティ障害に罹患していると診断された患者さえ，
明らかに現実と接していないわけでなかったとしても，心理療法家が精神病
的思考であると言い表す可能性があるものの証拠を示すことがある。必ずし
も精神医学的な観点からは精神病ではないにせよ，それでも，そうしたもの
は万能全知の考え方に基づいていて，神経症症状の中に包み込まれている場
合がある。急性期の精神障害がある人には，時には本人の意に反してでも精
神保健サービスが行動を起こし，積極的に彼らの生命に介入することが必要
になる。それは精神医学や精神科実践の重要な機能で，行動をためらうと有
害かつ無益な場合がある。けれども同様に，精神保健サービスには，患者の
症状，ふるまい，行動の意味を理解し，考えることも必要なのである。本書
において私は，精神病的コミュニケーションの作用について考えるのに適し
たモデルがなければ，専門家は，理解することなしに，無意識の力に反応す
る危険にさらされる，と主張した。

　精神分析的なモデルは，精神保健の専門家が，患者にまつわる自らの体験

を了解する上で有益な考え方をもたらす。治療関係内で生じる心理的な相互交流を説明し，客観的かつ配慮ある方法で，自分が患者をどう体験したか明確に述べるための言語にもなる。伝統的な精神医学的モデルと患者の人格や精神状態の間を橋渡しするモデルになって，専門家が，逆転移や治療関係を介して，患者のさまざまな面を理解することにも貢献する。専門家が患者に好奇心を抱くことを促す——つまり，患者が時を経つつ，人生のさまざまな領域で機能する様子に対する好奇心だ。

　このモデルは，特に精神病的な水準のコミュニケーションについて考える際に有用だし，失われている情緒的な意味を具象的で精神病的なコミュニケーションや行動化に取り戻す助けもできる。患者に対して情緒的に応答可能であり続けたり，患者の情緒生活が失われているように見えるときさえ，関心を抱き続けたりする臨床家の力を向上させることがある。また優位なコミュニケーションの形式から情緒的な意味が剥ぎ取られているのなら，意味あるコミュニケーションの瞬間に耳をそばだてられる可能性がある。

　障害を劇的に行動化したり，自らの身体に投影したり，他者とサド・マゾヒスティックな関わりを発展させたりする患者には，コミュニケーションの本質を理解することに関心がある精神保健スタッフが必要だ。病気のこの段階で，必ずしも患者が，洞察したいとか，できるとかという意味ではない。けれども大部分の患者は，たとえ自らに関する洞察に動揺させられたとしても，理解されたと感じることから恩恵を得る。

　健康な心の発達や維持には，内的な心理的真実と実際の心理的現実の両方が必要不可欠である，と理解することは，専門家が，患者の人格の敵対的な側面や，思いやりある関わりに対する患者からの攻撃に耐える助けになる。

　精神分析的な理論は，患者の心のさまざまな要素が，精神保健制度のさまざまな部分に投影され，時には，専門家間，チーム間，チーム内の個人間で論争を生んで，スタッフの行動化の要因になる様子を考えるモデルになる。投影された複数の要素をとりまとめることは，チームが患者理解を深め，チーム間や個人間の分裂を修復する力になる。同様に，力動的な理解は，臨床管理の観点から患者を考える役にも立つ。なぜなら，スタッフと患者の関わりの治療的な側面を最大化させるし，したがって，非・治療的な関わりの

危険性を最小化するからである。

　多くの患者の心は，人生につきものの情緒的な苦痛を憎悪し，その代わりに，きわめて残忍で精神病的な解決策を提供する内的人物像に牛耳られている。精神病的防衛は，人生につきものの苦痛や不安から患者を守ると約束するので，こうした破壊的な精神状態は，彼らの自我機能の中核をなしている，と感じられる可能性がある。精神分析的心理療法は，患者が破壊的な内的構造に支配されている程度を見極め，患者の内的世界のさまざまな要素を区別することに貢献し，患者の内的世界の健康で健全な側面をまず特定し，次いでサポートすることを可能にする。時が経つとともに，そして心理療法の経過において，患者が自己の病理的で破壊的な側面の影響から距離をとるのを助け，普通の葛藤や情緒は耐えられるものだし，必要なものなのだ，と示すことができる。

　患者のなかには，このような敵対的な内的構造を統合することができない者もいるだろう。そうした者たちは，そのような構造を取り除くことも，その存在を否認することもできまい。けれども，人格のこのような破壊的な側面の影響から距離をとることはできる場合がある。それは必然的に，苦痛や不安に対する万能的防衛の影響力を放棄することや，ありきたりの，生きていることにつきものの，つらい不安に暴露されることを伴う過程だ。屈辱や恥の気持ちにさらされることもあるし，ひいては，陰性治療反応につながったり，退行した精神状態やふるまいに退避したりすることがある。スタッフは，患者の屈辱や恥の気持ちにも敏感でなくてはならない。こうした気持ちは，多くの場合，権力や権威との衝突をとおして表現される。

　精神保健の専門家は，慢性的な症状を有する患者には，その健康な側面に対する長期的なサポートが必要な場合があるということを許容し，理解しなくてはならない。同様に，患者の心の内部の勢力が，人格の精神病部分と非・精神病部分を行きつ戻りつする様子を見極めることも有益だ。人格の精神病的な部分は，小康状態の期間中にさえ，患者の思考に作用し続ける可能性があるので，これは必ずしも，永遠に解決されるようなものではない。現に，このような部分は，患者が前進しているときに，陰性治療反応の一環として戻ってくることがあるし，人格の精神病的な部分が，彼らの心の中心的

な役割をとりに戻って，患者の機能の急速な悪化につながることがある。

　深刻で永続的な精神疾患に罹患した患者は，自分が理想として思い描くような存在だという自認を失なったことを悼み，自らの疾患やブレイクダウンを受け入れるのを援助してもらう必要がある。自らの弱さや限界に抗うのではなく，受け入れることを伴うのだから，これはつらい過程だ。それはまた同様に，彼らを助けようとした良い対象への無意識的な攻撃にまつわる喪失や罪悪感という，抑うつ的な感情のいくばくかを体験せねばならない，ということでもある。さらなる断片化や破綻の恐怖にさらされる困難な過程である。心理療法士やその他の精神保健の専門家は，精神の健康状態のもろさや，自己を含む，愛する対象に負わせた損傷に関する抑うつ的な罪悪感にまつわる，あまりにもの不安に患者が耐えるのも援助しなくてはならない。

　病気の患者は，心理療法士に顕著な影響をおよぼして行動化させることがある。患者の障害の本質についての洞察は，患者に対して解釈される前に，心理療法士に理解され，取り組み抜かれなくてはならない。このことは，特に，自分には心理療法士の理解やサポートがあると感じられるまで，治療に伴う心理的な苦痛に耐えることができない患者を治療している場合に重要だ。治療関係内での実演については，その根底にある問題に心理療法内で取り組む以前に，まず心理療法士が理解する必要があることが多い，というのも真実である。

　精神疾患を有する人々を扱う仕事は，やりがいや学びがあるが，しかし，恐ろしいしうんざりするし，苛立たしく不安をかきたてられ，無感覚にさせられることもある。患者のコミュニケーションや行動は，精神保健の専門家を不安にさせる作用があり，患者の考え方やふるまいを統御しようとする反応を引き起こすことがある。時にスタッフがとる行動は，適切かつ必要であることもあるけれど，同様に，患者の心の挑発的ないしは不安をかきたてる要素を統御したい，という願望に駆られての可能性も高い。究極的には，スタッフと患者のそれぞれが，自分自身の考え方の，このような破壊的で有害な要素を理解し始めなくてはならないのだ。こうした深い理解なくしては，コミュニケーションの根底にある意味が失われ，無視され，粉砕されて，機会を逃すことになるだろう。精神分析学は，我々の「頭がおかしく」なるよ

う駆りたてる不安について考え，意味をもたらすモデルにもなり，それによって，思慮を欠いた行動の危険性を減らすことができる。

　重篤で永続的な精神疾患を有する患者と心理療法の仕事をおこなうためには，時間や，精神科サービスの同僚によるサポートが必要である。そうしたものが，関与の期間と退行の期間を揺れ動きながら，心理療法士と患者が心理療法のさまざまな段階に取り組み抜くことを可能にする。患者と心理療法士が共に仕事をする方法を見つけ出すのにも，時間がかかるものだ。

　いかにして私が，思考することやアプローチについて学び，考え抜く時間やサポートを手に，自らの過ちをとおして学んだか，本書の至るところに多くの例を挙げた。そのような資源やサポートは，長期的な障害を有する患者の治療の成功には欠かせないものである。ある程度，心理療法士は，治療の臨床的有効性への攻撃に堪え抜くとともに，治療が機能しないかもしれないとか，その有効性や実行可能性への深刻な攻撃を生き延びられないかもしれないとかといった不快な考えに耐えなくてはならない。それは，心理療法が破壊されずに最後まで遂行されるための責任のいくらかを，心理療法士だけでなく患者も持たなくてはならない，ということである。

　最前線に立つスタッフのスーパービジョンと，重篤で永続的なパーソナリティ障害を有する患者の治療は，互いに互いを補完するものだとわかった。一方で，精神分析的な治療において，病気の患者と共にあるという体験は，心理療法士に，病気の患者の治療につきものの情緒的な領域に関する直の体験をさせる。治療をおこなったりケアしたりした事例の臨床経験がある十分に訓練を受けた者にスーパーバイズされているなら，最前線に立つスタッフは精神分析的な考えに関心がある，ということもわかった。心理療法における絶え間なき苦闘は，心理療法士に，この仕事の難しさを思い出させる。そしてそれが，スーパーバイザーとして，理解するということの限界に触れ続けさせる。その一方で，疾患の急性期段階にある患者の臨床像に表れている力動や精神構造の例は，その根底にある精神病理を明確に示すものである。病気の患者は，多くの場合，精神病理の明確かつ全般的な実例だけでなく，彼らの人格の精神病的な部分と非・精神病的な部分の間を絶え間なく揺れ動く様の実例をも提供してくれる。こうしたことを議論することは，心理療法

士が，精神分析的な設定内で出会った事例を理解する上で役に立つ。スーパービジョンをおこなっていると，患者がスタッフに引き起こす，防衛的実演のさまざまなものを見ることもできる。いろいろな意味で，患者と精神保健の専門家双方が，つらい情緒的接触から自分自身を防衛する，というのは真実だ。けれども，防衛は必要なものであるし重要でもあると覚えておくことは，いつでも大切なことだ。我々はみな，一方では洞察にまつわる抑うつ気分や罪悪感から守られ，他方では妄想や断片化から守られる休息所，すなわち「安全な避難所」に引きこもる必要があるのだ。

　私は，重篤で永続的な精神疾患を有する患者の治療と，最前線に立つ精神保健の専門家のスーパービジョンの双方における，精神分析的な考え方の臨床的な意義を説明しようと試みた。同様に，患者の治療およびケアにおける，精神医学と精神分析的心理療法の関わりの重要性も示そうと試みた。私はこう考える。病気である患者の治療においては，精神医学には精神分析的心理療法が必要だし，精神分析的心理療法には精神医学が必要である，と。二者がうまく協力しあえれば，心理療法の耳を傾けるアプローチが，精神医学の客観的で科学的なアプローチを補完して，二者は臨床設定における両親として機能できる。患者は，2つのアプローチが，患者の利益のために協働することから恩恵を受ける，と考える。これこそが，患者が制度内に持ち込む狂気に耐えられるようなコンテイナーなのだ。これが，いろいろな意味で，精神保健の現場において，精神保健の専門家が狂気を抱える余地を作ることを可能にするのである。

訳者あとがき

　精神保健医療の現場では，きわめて重篤で長期的な疾患を有する患者たちの治療，ケア，管理がおこなわれる。さまざまな専門職たちが，それぞれの役割を担い，時に協力しあい，時に協力が難しくなりながら，日々，患者と向かい合う。さて，精神分析学は，この困難な仕事に，どう貢献できるだろうか。そのことを，丁寧に，かつ生き生きと描き出したのが本書である。

　精神分析的心理療法士であり，精神分析家であり，精神科看護師である著者マーカス・エヴァンスが，精神分析学を手に，精神保健医療に関与する様子がわかる。例えば，いろいろな病院に出向き，外部スーパーバイザーとして，病棟で難しい患者たちを相手に四苦八苦するスタッフに対し，患者との相互交流に関するグループ・スーパービジョンをおこなう（第2章，3章，4章，5章，9章）。あるいは，心理療法の訓練過程における臨床セミナー・リーダーとして，事例検討グループをおこなう（第2章）。こうしたグループに参加するのは，さまざまな立場の看護師，精神科医，ソーシャルワーカー，作業療法士，心理療法士，ボランティア，病院の管理職陣などなど，実に多様である。あるいは，心理療法の専門ユニットに属する精神分析的心理療法士として，患者の精神分析的アセスメントをおこなう（第6章）。この章に示した事例のように，アセスメントの結果，必ずしも精神分析的心理療法をおこなうに至らずとも，その後の治療ないし管理上の意思決定に対し，非常に重要な意見を提出している様子がわかる。さらに，そのようなアセスメントを経て，精神分析的心理療法をおこなう（第7，第8章）。加えて，その専門ユニットで，同様に精神分析的心理療法をする同僚心理療法士にスーパービジョンを提供する（第9章）。このように，一方では所属組織内外の者たちに対するスーパービジョンや事例検討会，もう一方では自ら担当する精神分析的アセスメントおよび精神分析的心理療法，その両方を車の両輪として精神保健医療に貢献する姿。所属組織内に留まらず，心理療法士だけに閉ざされず，精神分析的心理療法に限局されず，精神科臨床や薬物療法，さまざまな他組織とも協力しあ

い，互いに支えあいながら。その幅広さ，その開かれた様，その柔軟さ。伝統的でありながら，現代的でもある。これが精神分析学の貢献の仕方である，とマーカスは語りかけてくる。

マーカスやスタッフらがどれほど苦労しているか，ぜひ，見ていただきたい。患者の疾患の特質上，あるいは社会制度上の厳しいプレッシャーを受け（早く，短く，低コストで！），組織間，管理職と現場スタッフ，職種間，チーム間，個人個人の間でも，さまざまな分裂が生じ，対立させられ，意思疎通が阻まれる様子，それが臨床家の思考やふるまい，臨床実践に影響をおよぼし，苦難や失敗が生じ，危機に見舞われ，そこから回復し立ち上がろうとする四苦八苦。どこで，どのような現場に身を置こうとも，我々みなにとって，日々，痛烈にお馴染みのテーマである。確かに，本書に登場した事例群の中には，日本とは異なる組織や制度も登場したかもしれない。しかし，本書の論の本質は，このようなお馴染みのテーマに瀕して，精神分析学という道具を手に，どう立ち上がっていけるか。その普遍的な七転び八起きの物語なのである。

観察し，理解し，語りあう。それが我々の仕事である。「語りあう」というとき，苦難がありつつも，どれほどさまざまな人々と，どれほど率直に語りあわれているか。あるいは，そうしようという試みがなされているか。その様子もぜひ見ていただきたい。そういう仕事は難しい。一筋縄では決していかないし，時間もかかる。うまくいったり，いかなかったりする。それでも，必要なことだ。

著者マーカス・エヴァンスは，私が精神分析的心理療法士として訓練を受けた際に，最初は第2章に登場したような臨床セミナー・リーダーとして出会い，次いで長らくスーパーバイザーとして教えを受けた師のひとりである。初めて出会ったときの衝撃は，大変鮮やかで，半ば面喰らったのをよく覚えている。とても「生きている」感じの人なのだ。立ち上がり，身振り手振りを伴って，「狂気」や「狂気の人」を語る。ユーモアと真剣さ，優しさと厳しさを併せ持つ専門家。彼のような臨床家と語りあう患者は幸いだと思う。そして，彼のような人に指導される臨床家も，また，幸いだ。彼は私にとっては，先生であり，先輩であり，兄貴分である。

本書の訳出に費やした約1年半，マーカスが日本語を話している姿がしばしば夢に現れた。彼と話をする体験を，少しでも生々しく，読者の皆さんにお届けで

きるようにと願いながら，訳出を心がけた。彼の情熱が，ひとりでも多くの読者の皆さんの心に届いたなら，訳者としてそれ以上に嬉しいことはない。

　マーカスは，本著に続いて，続編 "Psychoanalytic Thinking in Mental Health Settings"（2021, Routledge），そして妻スーとの共著で "Gender Dysphoria: A Therapeutic Model for Working with Children, Adolescents and Young Adults"（2021, Phoenix Publishing House）を出版している。彼の唯一無二の臨床の冒険はまだまだ続く，といったところに違いない。

　本書は，株式会社誠信書房編集部・小寺美都子さんの多大なる協力を得て完成に漕ぎつけた。末筆ながら，ここに感謝を申し述べる。

　2022年5月

仙道 由香

文　献

Alanen, Y. O. (1997). *Schizophrenia: Its Origins and Need-Adapted Treatment*. London: Karnac.

APA (2013). *Diagnostic and Statistical Manual of Mental Disorders, Fifth Edition (DSM–5)*. Washington, DC: American Psychiatric Association.

Bell, D. (2001). Who is killing what or whom? Some notes on the internal phenomenology of suicide. *Psychoanalytic Psychotherapy*, 15: 21–37.

Bell, D. (2013). *Mental Illness and Its Treatment Today*. London: Centre for Health and the Public Interest. Available at: http://chpi.org.uk/wp-content/uploads/2013/12/David-Bell-analysis-Mental-illness-and-its-treatment-today.pdf

Bell, D., & Novakovic, A. (2013). *Living on the Border: Psychotic Processes in the Individual, the Couple, and the Group*. London: Karnac.

Bick, E. (1968). The experience of the skin in early object-relations. *International Journal of Psychoanalysis*, 49: 484–486. Reprinted in: A. Briggs (Ed.), Surviving Space: Papers on Infant Observation (pp. 55–59). London: Karnac, 2002.

Bion, W. R. (1955). Language and the schizophrenic. In: M. Klein, P. Heimann, & R. E. Money-Kyrle (Eds.), *New Directions in Psychoanalysis* (pp. 220–239). London: Tavistock Publications. Reprinted London: Karnac, 1985.

Bion, W. R. (1957). Differentiation of the psychotic from the non-psychotic personalities. In: *Second Thoughts* (pp. 43–64). London: Heinemann, 1967.

Bion, W. R. (1958). On arrogance. In: *Second Thoughts* (pp. 86–92). London: Heinemann, 1967. Reprinted London: Karnac, 1984.

Bion, W. R. (1959). Attacks on linking. In: *Second Thoughts* (pp. 93–109). London: Heinemann, 1967. Reprinted London: Karnac, 1984.

Bion, W. R. (1962a). *Learning From Experience*. London: Heinemann. Reprinted London: Karnac, 1984.

Bion, W. R. (1962b). A theory of thinking. In: *Second Thoughts* (pp. 110–119). London: Heinemann, 1967. Reprinted London: Karnac, 1984.

Birksted-Breen, D. (1989). Working with an anorexic patient. *International Journal of Psychoanalysis*, 70: 30–40.

Birksted-Breen, D. (1996). Phallus, penis and mental space. *International Journal of Psychoanalysis*, 61: 39–52.

Brenman, E. (1985). Hysteria. *International Journal of Psychoanalysis*, 66: 423–432.

Britton, R. (1989). The missing link: Parental sexuality in the Oedipus complex. In R. Britton, M. Feldman, & E. O'Shaughnessy, *The Oedipus Complex Today: Clinical Implications* (pp. 83–101). London: Karnac.

Britton, R. (1999). Getting in on the act: The hysterical solution. *International Journal of Psychoanalysis*, 80.

Britton, R. (2003). *Sex, Death, and the Superego: Experiences in Psychoanalysis*. London: Karnac.

Caper, R. (1997). A mind of one's own. *International Journal of Psychoanalysis*, 78 (2): 265–278.

Cartwright, D. (2002). *Psychoanalysis, Violence and Rage-Type Murder*. New York: Brunner-Routledge.

Cleckley, H. M. D. (1964). *The Mask of Sanity*. St Louis, MO: Mosby.

Evans, M. (1998). Problems in the management of borderline patients in in-patient settings. *Psychoanalytic Psychotherapy*, 12: 17–28.

Evans, M. (2014). "I'm Beyond Caring": A response to the Francis Report. The failure of social systems in health care to adequately support nurses and nursing in the clinical care of their patients. *Psychoanalytic*

Psychotherapy, 28 (2): 45–61. Reprinted in: D. Armstrong & M. Rustin (Eds.), *Social Defences Against Anxiety: Explorations in a Paradigm* (pp. 124–143). London: Karnac.

Evans, M., & Franks, V. (1997). Psychodynamic thinking as an aid to clear thinking. *Nursing Times*, 93 (10): 50–52.

Fabricius, J. (1991). Running on the spot or can nursing really change? *Psychoanalytic Psychotherapy*, 5 (2): 97–108.

Freud, S. (1895d). *Studies on Hysteria. Standard Edition*, 2.

Freud, S. (1911b). Formulations on the two principles of mental functioning. *Standard Edition*, 12: 215.

Freud, S. (1912b). The dynamics of transference. *Standard Edition*, 12.

Freud, S. (1923b). *The Ego and the Id. Standard Edition*, 19: 13–66.

Freud, S. (1924e). The loss of reality in neurosis and psychosis. *Standard Edition*, 19: 183–187.

Freud, S. (1950 [1892–1899]). *Extracts from the Fliess Papers. Standard Edition*, 1.

Garelick, A., & Lucas, R. (1996). The role of a psychosis workshop in general psychiatry training. *Psychiatric Bulletin*, 20: 425–429.

Goffman, G. (1968). *Asylums: Essays on the Social Situation of Mental Patients and Other Inmates*. New York: Anchor Books.

Hale, R., & Dhar, R. (2008). Flying a kite—observations on dual (and triple) diagnosis. *Criminal Behaviour and Mental Health*, 18: 145–152.

Heimann, P. (1950). On counter-transference. *International Journal of Psychoanalysis*, 31: 81–84.

Hinshelwood, R. D. (2002). Abusive help—helping abuse: The psycho-dynamic impact of severe personality disorder on caring institutions. *Criminal Behaviour and Mental Health*, 12: S20–30.

Hinshelwood, R. D. (2013). Schizophrenia, meaninglessness, and professional stress. In: D. Bell & A. Novakovic (Eds.), *Living on the Border*. London: Karnac.

Jackson, M. (1985). A psychoanalytical approach to the assessment of a psychotic patient. *Psychoanalytic Psychotherapy*, 1 (2): 11–22.

Jaques, E. (1955). Social systems as a defence against persecutory and depressive anxiety. In: M. Klein, P. Heimann, & R. E. Money-Kyrle (Eds.), *New Directions in Psychoanalysis* (pp. 478–498). London: Tavis-tock Publications.

Jaspers, K. (1913). *General Psychopathology*, trans. J. Hoenig & M. W. Hamilton. Baltimore, MD: Johns Hopkins University Press, 1963.

Kernberg, O. F. (1975). *Borderline Conditions and Pathological Narcissism*. New York: Jason Aronson.

Kernberg, O. F. (2008). Transference focused psychotherapy: Overview and update. *International Journal of Psychoanalysis*, 89: 601–620.

Klein, M. (1929). Infantile anxiety-situations reflected in a work of art and in the creative impulse. In: *Love, Guilt and Reparation and Other Works 1921–1945* (pp. 210–218). London: Hogarth Press, 1975. Reprinted London: Karnac, 1992.

Klein, M. (1934). On criminality. In: *Love, Guilt and Reparation and Other Works 1921–1945* (pp. 258–262). London: Hogarth Press, 1975. Reprinted London: Karnac, 1992.

Klein, M. (1935). A contribution to the psychogenesis of manic-depressive states. In: *Love, Guilt and Reparation and Other Works 1921–1945* (pp. 106–127). London: Hogarth Press, 1975. Reprinted London: Karnac, 1992.

Klein, M. (1946). Notes on some schizoid mechanisms. In: *Envy and Gratitude and Other Works 1946–1963* (pp. 1–24). London: Hogarth Press, 1975. Reprinted London: Karnac, 1993.

Klein, M. (1957). Envy and gratitude. In: *Envy and Gratitude and Other Works 1946–1963* (pp. 175–176). London: Hogarth Press, 1975. Reprinted London: Karnac, 1993.

Lawrence, M. (2008). *The Anorexic Mind*. London: Karnac.

Lucas, R. (2003). Risk assessment in general psychiatry: A psychoanalytic perspective. In: R. Doctor (Ed.), *Dangerous Patients: A*

Psychodynamic Approach to Risk Assessment and Management. London: Karnac.

Lucas, R. (2009a). Developing an exoskeleton. In: *The Psychotic Wavelength: A Psychoanalytic Perspective for Psychiatry (pp. 235–246)*. Hove: Rout-ledge.

Lucas, R. (2009b). Differentiating psychotic processes from psychotic dis-orders. In: *The Psychotic Wavelength: A Psychoanalytic Perspective for Psychiatry* (pp. 125–141). Hove: Routledge.

Lucas, R. (2009c). The Kleinian contribution to psychosis. In: The Psychotic Wavelength: A Psychoanalytic Perspective for Psychiatry (pp. 61–83). Hove: Routledge.

Lucas, R. (2009d). Psychotherapy and reducing the risk of suicide. In: *The Psychotic Wavelength: A Psychoanalytic Perspective for Psychiatry* (pp. 260–279). Hove: Routledge.

Lucas, R. (2009e). The psychotic wavelength. In: *The Psychotic Wavelength: A Psychoanalytic Perspective for Psychiatry* (pp. 142–156). Hove: Routledge.

Main, T. F. (1957). The ailment. *British Journal of Medical Psychology*, 30: 129–145.

Martindale, B. (2007). Psychodynamic contribution to early intervention psychosis. *Advances in Psychiatric Treatment*, 13: 34–42.

McCabe, R., Heath, C., Burns, T., & Priebe, S. (2002). Engagement of patients with psychosis in the consultation: Conversation analytic study. *British Medical Journal*, 325 (7373): 1148–1151.

Menzies, I. E. P. (1960). The functioning of social systems as a defence against anxiety: A report on a study of the nursing service of a general hospital. Human Relations, 13. Reprinted in: I. E. P. Menzies Lyth, *Containing Anxiety in Institutions: Selected Essays, Vol. 1*. London: Free Association Books, 1988.

Minne, C. (2003). Psychoanalytic aspects to the risk containment of dangerous patients treated in high-security hospital. In: R. Doctor (Ed.), *Dangerous Patients: A*

Psychodynamic Approach to Risk Assessment and Management (pp. 67–78). London: Karnac.

Minne, C. (2007). Psychoanalytic aspects to the risk containment of dangerous patients treated in high security. In: D. Morgan & S. Ruszczynski (Eds.), *Lectures on Violence, Perversion and Delinquency: The Portman Papers* (pp. 59–82). London: Karnac.

Minne, C. (2008). The dreaded and dreading patient and therapist. In: J. Gordon & G. Kirtchuk (Eds.), *Psychic Assaults and Frightened Clinicians: Countertransference in Forensic Settings* (pp. 27–40). London: Karnac.

Money-Kyrle, R. (1956). Normal counter-transference and some of its deviations. *International Journal of Psychoanalysis*, 37: 360–366. Reprinted in: *The Collected Papers of Roger Money-Kyrle* (pp. 330–342), ed. D. Meltzer & E. O'Shaughnessy. Strath Tay: Clunie Press, 1978.

Money-Kyrle, R. E. (1969). The fear of insanity. In: *The Collected Papers of Roger Money-Kyrle* (pp. 434–441), ed. D. Meltzer & E. O'Shaughnessy. Strath Tay: Clunie Press, 1978.

O'Shaughnessy, E. (1992). Psychosis: Not thinking in a bizarre world. In: R. Anderson (Ed.), *Clinical Lectures on Klein and Bion* (pp. 85–98). London: Routledge.

O'Shaughnessy, E. (1999). Relating to the super-ego. *International Journal of Psychoanalysis*, 80: 861–870. Reprinted in: *Inquiries in Psychoanalysis: Collected Papers of Edna O'Shaughnessy*, ed. R. Rusbridger. Hove: Rout-ledge, 2015.

Patrick, M., Hobson, R., Castle, D., Howard, R., & Maughan, B. (1994). Personality disorder and the mental representation of early experience. *Developmental Psychopathology*, 6: 617–633.

Rey, H. (1994). *Universals of Psychoanalysis in the Treatment of Psychotic and Borderline States*. London: Free Association Books.

Riesenberg-Malcolm, R. (1996). "How can we know the dancer from the dance?" Hyperbole in hysteria. *International Journal of Psychoanalysis*, 77: 679–688.

Riviere, J. (1936). A contribution to the analysis of the negative therapeutic reaction. *International Journal of Psychoanalysis*, 17: 304–320.

Rosenfeld, H. (1971). A clinical approach to the psychoanalytic theory of the life and the death instincts: An investigation of the aggressive aspects of narcissism. *International Journal of Psychoanalysis*, 52: 169–178.

Ruszczynski, S. (2008). Thoughts from consulting in secure settings: Do forensic institutions need psychotherapy? In: J. Gordon & G. Kirtchuk (Eds.), *Psychic Assaults and Frightened Clinicians: Countertransference in Forensic Settings* (pp. 85–95). London: Karnac.

Segal, H. (1950). Some aspects of the analysis of a schizophrenic. *International Journal of Psychoanalysis*, 31: 268–278. Reprinted in: M. H. Lader (Ed.), Studies of Schizophrenia. Ashford: Headley Bros.

Segal, H. (1957). Notes on symbol formation. In: *The Work of Hanna Segal: A Kleinian Approach to Clinical Practice* (pp. 49–65). New York: Jason Aronson, 1981.

Segal, H. (1977). Countertransference. In: *The Work of Hanna Segal: A Kleinian Approach to Clinical Practice* (pp. 81–87). New York: Jason Aronson, 1981.

Sohn, L. (1985a). Anorexic and bulimic states of mind in the psycho-ana-lytic treatment of anorexic/bulimic patients and psychotic patients. *Psychoanalytic Psychotherapy*, 1: 49–56.

Sohn, L. (1985b). Narcissistic organization, projective identification, and the formation of the identificate. *International Journal of Psychoanalysis*, 66: 201–213.

Sohn, L. (1997). Unprovoked assaults: Making sense of apparently random violence. In D. Bell (Ed.), *Reason and Passion: A Celebration of the Work of Hannah Segal.* London: Duckworth.

Steiner, J. (1985). Turning a blind eye: The cover-up for Oedipus. *International Journal*

of Psychoanalysis, 12: 161–172.

Steiner, J. (1990). The retreat from truth to omnipotence in Sophocles' Oedipus at Colonus. *International Review of Psycho-Analysis*, 17: 227–237.

Steiner, J. (1993a). *Psychic Retreats: Pathological Organizations of the Personality in Psychotic, Neurotic and Borderline Patients.* London: Routledge.

Steiner, J. (1993b). Two types of pathological organizations, In: *Psychic Retreats: Pathological Organisations of the Personality in Psychotic, Neurotic and Borderline Patients* (pp. 116–130). London: Routledge.

Steiner, J. (2011). The numbing feeling of reality. *Psychoanalytic Quarterly*, 80: 73–89.

Steiner, J., & Harland, R. (2011). Experimenting with groups in a locked general psychiatric ward. *Psychoanalytic Psychotherapy*, 25 (1): 16–27.

Steinhausen, H.-C. (2002). The outcome of anorexia nervosa in the 20th century. *American Journal of Psychiatry*, 159 (8): 1284–1293.

Taylor-Thomas, C., & Lucas, R. (2006). Consideration of the role of psychotherapy in reducing the risk of suicide in affective disorders—a case study. *Psychoanalytic Psychotherapy*, 20: 218–234.

WHO (1992). *The ICD–10 Classification of Mental and Behavioural Disorders.* Geneva: World Health Organization.

Williams, G. (1997). Reflections on some dynamics of eating disorders: No-entry defences and foreign bodies. *International Journal of Psycho analysis*, 78: 927–942.

Yakeley, J. (2010a). Psychopathy. In: S. Frosh (Ed.), *Working with Violence: A Contemporary Psychoanalytic Approach* (pp. 41–55). London: Palgrave Macmillan.

Yakeley, J. (2010b). Psychoanalytic approach to risk assessment. In: S. Frosh (Ed.), *Working with Violence: A Contemporary Psychoanalytic Approach* (pp. 97–113). London: Palgrave Macmillan.

索 引

【著者紹介】

マーカス・エヴァンス（Marcus Evans）

　マーカス・エヴァンスは，タビストック・アンド・ポートマン NHS ファウンデーション・トラストのコンサルタント成人心理療法士であり，実践家，講師，部門管理者として精神保健医療の領域で 35 年の経験がある。1983 年に精神科看護師の資格を得て以降，セント・ジャイルズ・デイ・ホスピタルの主任看護師，キングス・カレッジ病院救急外来のリエゾン精神科ならびに自殺類似行為専門の臨床専門看護師，ベスレム病院およびモーズレイ病院における心理療法専門の臨床専門看護師という看護職を歴任した。タビストック・アンド・ポートマン NHS ファウンデーション・トラストで心理療法士の資格を取得したのち，同トラスト内に訓練過程を作るという職務を負って，看護部長の職に就いた。看護部長であり，コンサルタント成人心理療法士の職にあって，その後，2011 年から2015 年まで，成人および思春期部門のアソシエイト・クリニカル・ディレクターに就任した。彼は，カムデン・アンド・イズリントン，ベスレム・アンド・モーズレイ，ブロードムアなど，多くの NHS メンタルヘルス・トラストで，過去 25 年にわたり，さまざまな環境で最前線に立つ精神保健スタッフを対象に，アウトリーチ講座を立案し，開発し，スーパービジョンをおこない，教鞭を執った。タビストック成人部門では，重篤で永続的な精神衛生状態ないしはパーソナリティ障害の治療をおこなう，フィッツジョンズ・ユニットの創設メンバーのひとりでもある。アソシエイト・クリニカル・ディレクターを退いて以降，ポートマン・クリニックのコンサルタント成人心理療法士として働き始めた。彼の情熱は，精神保健医療の現場における，精神分析的な考え方の，患者の治療およびケアに対する適用にある。

【訳者紹介】

仙道 由香（せんどう・ゆか）

　精神分析的心理療法士（日本精神分析学会および Brithish Psychoanalytic Council 登録）。臨床心理士（日本・英国）。総合病院精神科や精神科病院等での勤務経験ののち，2008 年英国タビストック・クリニック留学。同クリニック成人部門での臨床トレーニングを修了し，2015 年 Tavistock Centre Qualification in Adult Psychotherapy 取得。

　現在，個人開業（新大阪心理療法オフィス）のほか，大阪経済大学非常勤講師なども務めている。

　著書に『心理療法に先立つアセスメント・コンサルテーション入門』誠信書房，2019 年。

新大阪心理療法オフィス　https://sopsychotherapy.com

個人公式 Web　https://yukasendo.com

マーカス・エヴァンス著

チーム医療の現場を支える
精神分析的アプローチ
——精神病のコミュニケーションを解き明かす

2022 年 7 月 10 日　第 1 刷発行

訳　者　仙　道　由　香
発行者　柴　田　敏　樹
印刷者　日　岐　浩　和

発行所　株式
　　　　会社　誠　信　書　房
〒112-0012　東京都文京区大塚 3-20-6
電話　03 (3946) 5666
http://www.seishinshobo.co.jp/

中央印刷　協栄製本
検印省略
© Seishin Shobo, 2022

心理療法に先立つ
アセスメント・コン
サルテーション入門

仙道由香 著

患者本人のみならず多様な要因を鑑みた上で治療方針の合意に至るために、心理療法家は何を観、聴き、話し合うのか。そのプロセスを詳述。

A5判並製　定価(本体2800円＋税)

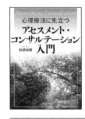

日常臨床に活かす
精神分析
現場に生きる臨床家のために

祖父江典人・細澤 仁 編

精神分析が日常臨床にどのように活かしうるのか、日々葛藤の中にいる臨床家の要望に応えるべく一流の執筆陣による実践が論じられる。

A5判並製　定価(本体3200円＋税)

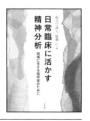